Cornelia Fischer-Börold
Siglind Zettl

Herzinfarkt

Visite Gesundheitsbibliothek

schlütersche

Bibliografische Information Der Deutschen Bibliothek
Die Deutsche Bibliothek verzeichnet diese Publikation in der Deutschen Nationalbibliografie; detaillierte bibliografische Daten sind im Internet über http://dnb.ddb.de abrufbar.

ISBN-10: 3-89993-519-5
ISBN-13: 978-3-89993-519-6

Anschrift der Autoren:
Cornelia Fischer-Börold
Siglind Zettl
NDR-Fernsehen
Redaktion Medizin/Visite
Hugh-Greene-Weg 1
22529 Hamburg

Fotos:
MEV: 5, 6, 12, 15, 16, 20, 24, 31, 32, 38, 40, 43, 44, 48-51, 53, 56-58, 60, 62, 68, 75, 77, 85, 90, 93, 94, 101, 104, 110, 112, 115, 117, 120, 122, 123, 125, 129
Comstock: 34, 39, 54, 65, 66, 69, 71, 73, 103, 105, 106, 111, 119, 126-128, 130
Ingo Wandmacher: 11, 13, 14, 22, 23, 26, 76, 83, 116, 124
Getty Images: 17, 47, 61, 63, 70, 99
Corbis: 35
Medtronic GmbH: 52, 78, 87
PAUL HARTMANN AG, Heidenheim: 30
Umschlag: mauritius RF/Pixtal, NDR (Vera Cordes)

Die im Folgenden verwendeten Personen- und Berufsbezeichnungen stehen immer gleichwertig für beide Geschlechter, auch wenn sie nur in einer Form benannt sind.

Eine Markenbezeichnung kann warenzeichenrechtlich geschützt sein, ohne dass diese gesondert gekennzeichnet wurde. Die beschriebenen Eigenschaften und Wirkungsweisen der genannten pharmakologischen Präparate basieren auf den Erfahrungen der Autoren, die größte Sorgfalt darauf verwendet haben, dass alle therapeutischen Angaben dem derzeitigen Wissens- und Forschungsstand entsprechen. Darüber hinaus sind die den Produkten beigefügten Informationen in jedem Fall zu beachten.
Der Verlag und die Autoren übernehmen keine Haftung für Produkteigenschaften, Lieferhindernisse, fehlerhafte Anwendung oder bei eventuell auftretenden Unfällen und Schadensfällen. Jeder Benutzer ist zur sorgfältigen Prüfung der durchzuführenden Medikation verpflichtet. Jede Dosierung oder Applikation erfolgt auf eigene Gefahr.

Gestaltung: Schlütersche Verlagsgesellschaft mbH & Co. KG, Hannover
Satz: Die Feder GmbH, Wetzlar
Druck und Bindung: Schlütersche Druck GmbH & Co. KG, Langenhagen

Inhalt

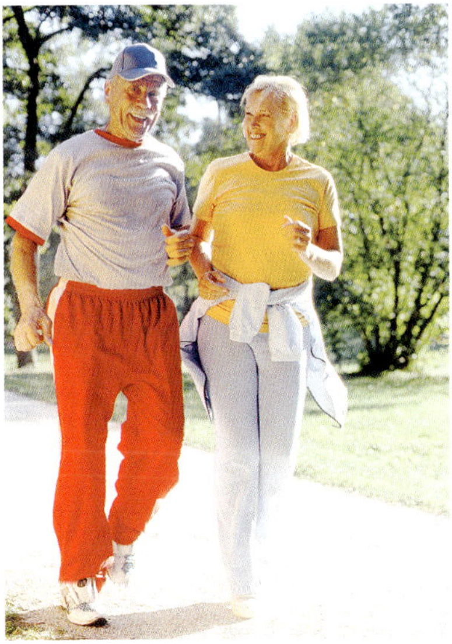

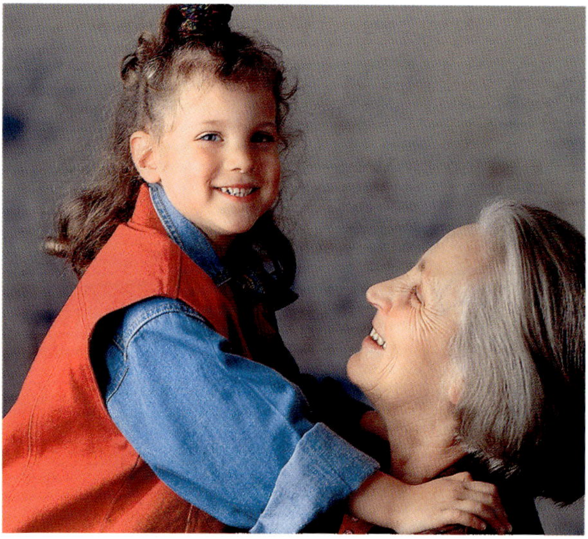

Vorwort

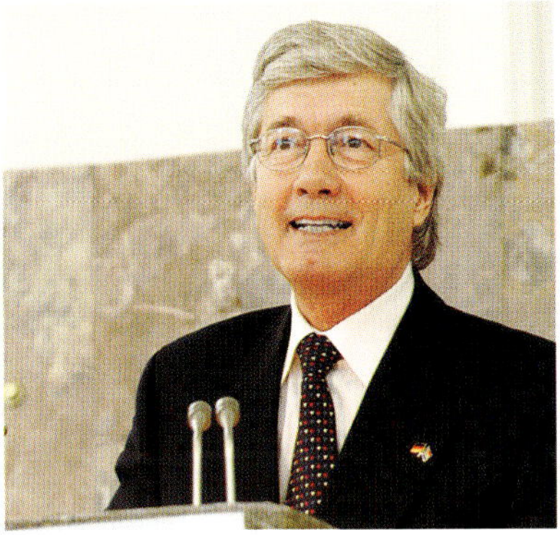

Je mehr wir über unsere Gesundheit wissen, umso besser können wir uns vor Krankheit schützen oder im Notfall richtig reagieren. Das gilt auch für Herz-Kreislaufkrankheiten, vor allem aber für den Herzinfarkt. Jedes Jahr sind fast 300.000 Menschen in Deutschland davon betroffen. Trotz guter Therapiemöglichkeiten sterben über 170.000 Menschen an den Folgen eines Herzinfarkts, wobei ein erschreckender Anteil von 30 Prozent noch am Ort des Geschehens oder vor dem Eintreffen im Krankenhaus stirbt. Beim Herzinfarkt kann Wissen Leben retten; und zwar dann, wenn Warnsignale erkannt werden, Gefahren richtig eingeschätzt – also nicht verdrängt oder verharmlost werden – und der Notarzt sofort gerufen wird.

Die Deutsche Herzstiftung e.V. hat es sich zur Aufgabe gemacht, die Kenntnisse in der Bevölkerung über den Herzinfarkt und das Verhalten im Notfall zu verbessern und damit die Todesrate drastisch zu reduzieren. Für mich persönlich spielt die Arbeit der Deutschen Herzstiftung eine große Rolle, denn vor gut eineinhalb Jahren habe ich einen Herzinfarkt deshalb gut überlebt, weil ich durch die Informationen der Herzstiftung die Alarmzeichen kannte. Vielleicht wäre es schlimmer geworden, wenn ich nicht gewusst hätte, wie ich in dieser Situation reagieren sollte.

Das neue Buch „Herzinfarkt“ aus der Visite-Gesundheitsbibliothek des NDR trifft exakt das Anliegen der Deutschen Herzstiftung. Der Ratgeber informiert Sie über Ursachen und Risiken für die Entstehung eines Herzinfarkts, über wirksame Möglichkeiten der Vorbeugung und darüber was im Notfall zu tun ist.

Ich wünsche Ihnen interessante, hilfreiche Lesestunden und alles Gute für Ihre Gesundheit.

Christian Wolff
Mitglied des Kuratoriums
der Deutschen Herzstiftung e.V.

Danksagung

Für die fachliche Beratung bei unseren Recherchen danken wir Prof. Dr. med. Christoph Nienaber, Klinik für Kardiologie, Universitätsklinikum Rostock. Dank geht auch an die Deutsche Herzstiftung für ihre Unterstützung.

Das Buch soll Betroffenen und Angehörigen eine Hilfe im täglichen Leben sein: Wie kann man einem Herzinfarkt vorbeugen? Was muss man im Ernstfall tun? Denn Wissen hilft zu überleben.

Wir haben, wie wir das in der Sendung „Visite" jeden Dienstag im NDR-Fernsehen tun, über den aktuellen Wissenstand – diesmal zum Thema Herzinfarkt – berichtet. Das Buch erhebt keinen Anspruch auf Vollständigkeit. Und auf keinen Fall kann und will es die ärztliche Beratung und Betreuung ersetzen.

Cornelia Fischer-Börold
Siglind Zettl

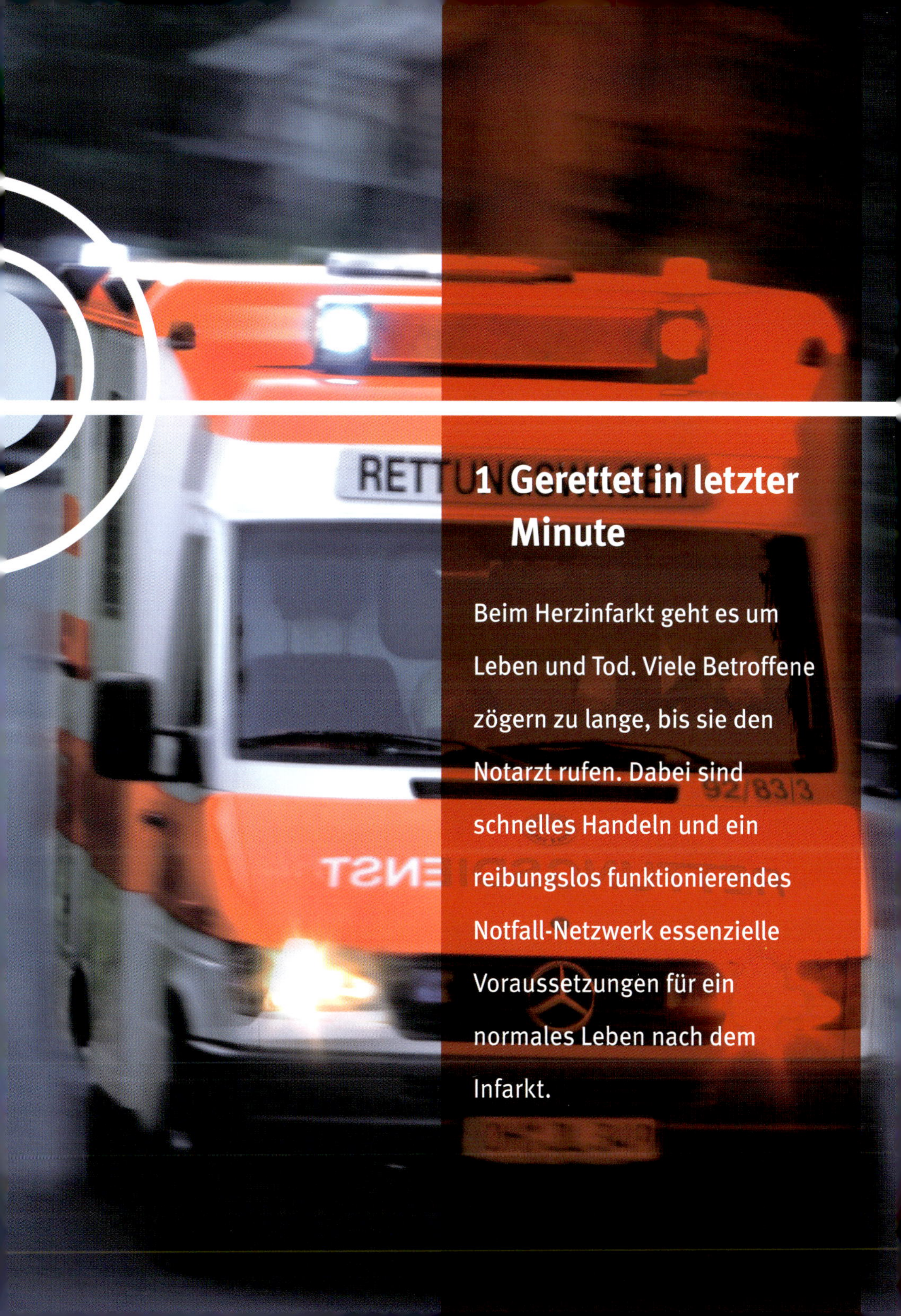

1 Gerettet in letzter Minute

Beim Herzinfarkt geht es um Leben und Tod. Viele Betroffene zögern zu lange, bis sie den Notarzt rufen. Dabei sind schnelles Handeln und ein reibungslos funktionierendes Notfall-Netzwerk essenzielle Voraussetzungen für ein normales Leben nach dem Infarkt.

Gerettet in letzter Minute

Wenn Sie Zeichen eines Herzinfarktes verspüren, wählen Sie telefonisch umgehend die Notruf-Nummer 112!

Es geht um Leben und Tod. Noch aber weiß das niemand in der Augustusstraße 34 in Krakow am See*. Marianne Zielke sitzt mit ihrem Mann wie fast jeden Abend vorm Fernseher. Es ist 20 Uhr, Zeit für die Nachrichten.

Der 54-Jährigen wird plötzlich übel, sie muss erbrechen. „Das Abendessen“, denkt sie, „… irgendetwas habe ich nicht vertragen. Oder vielleicht ist es die Galle?“ Denn fast gleichzeitig spürt sie heftige Schmerzen im Oberbauch. „Bestimmt geht es wieder vorüber“, denkt sie. „Ich war ja noch nie ernsthaft krank.“ Aber die Schmerzen nehmen zu. Ihr Mann ist beunruhigt. Er will den Hausarzt anrufen, zu dem hat die Familie seit Jahren einen guten und vor allem schnellen Draht. Doch Marianne Zielke lehnt zunächst ab. Sie hofft immer noch, dass es schon nichts Ernstes ist.

Sie muss erneut erbrechen, die Schmerzen sind nicht mehr auszuhalten. Kalter Schweiß steht ihr auf der Stirn, sie hat Todesangst. Herbert Zielke ruft den Hausarzt an, schildert die Symptome. Inzwischen sind 20 wert-

* Alle Geschichten in diesem Buch beruhen auf Visite-Reportagen. Namen und Orte wurden im Interesse der Betroffenen geändert.

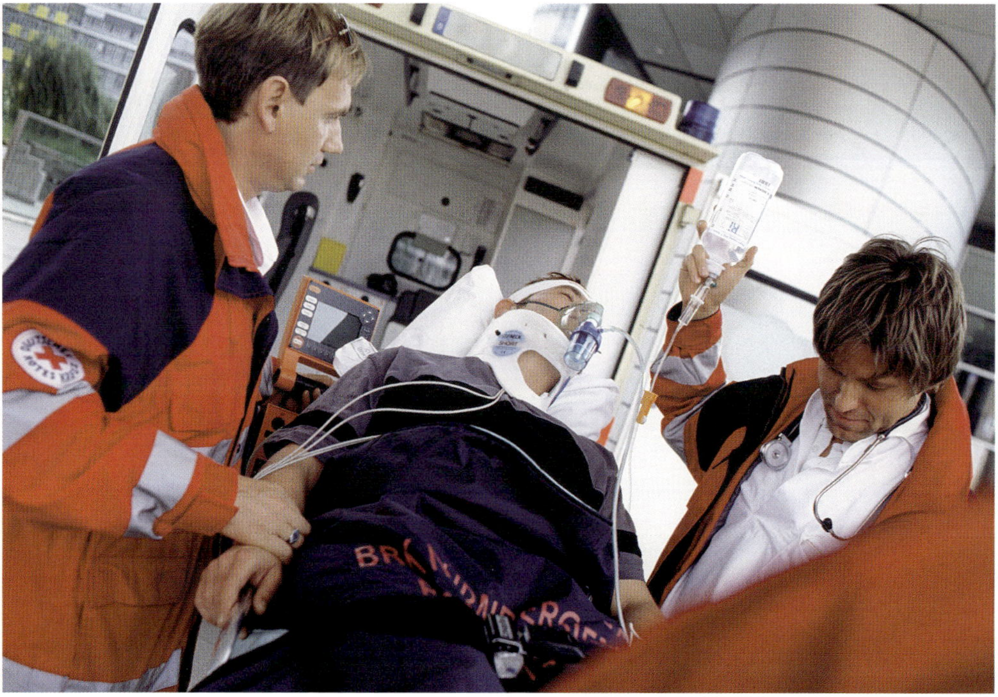

volle Minuten vergangen. Der Hausarzt reagiert zum Glück sofort und alarmiert den Rettungsdienst: 112 – ein Notfall, Verdacht auf Herzinfarkt. Herbert und Marianne Zielke sind entsetzt. Damit hatte keiner von ihnen gerechnet. Marianne Zielke erfasst die Situation nur noch wie im Nebel, sie fühlt, wie sie ohnmächtig wird.

Um 20.30 Uhr, zehn Minuten, nachdem der Notruf in der Rettungsleitstelle eingegangen ist, trifft der Notdienst in der Augustusstraße ein: ein Rettungswagen des Arbeiter-Samariter-Bundes. Ein Notarzt und drei Sanitäter kämpfen jetzt um das Leben der 54-jährigen Sekretärin.

Der Arzt prüft, ob Marianne Zielke noch bei Bewusstsein ist, misst den Blutdruck, prüft den Puls, das Herz schlägt noch: „Frau Zielke, können Sie mich verstehen ...?“ Marianne Zielke öffnet die Augen, schließt sie wieder ...

Für den Arzt erhärtet sich angesichts der Symptome, die Herbert Zielke ihm schildert, der Verdacht: Marianne Zielke hat einen Herzinfarkt erlitten.

Jede Minute zählt. Marianne Zielke wird nur überleben, wenn von jetzt ab jeder das Richtige und das so schnell wie möglich tut. Sie muss sofort behandelt werden, sie muss sofort in eine Klinik.

Noch in der Wohnung bekommt Marianne Zielke über eine Infusionskanüle in der Hand Medikamente: Beruhigungs- und Schmerzmittel sowie blutverdünnende Mittel, die das Herz entlasten sollen. Andere Mittel lindern

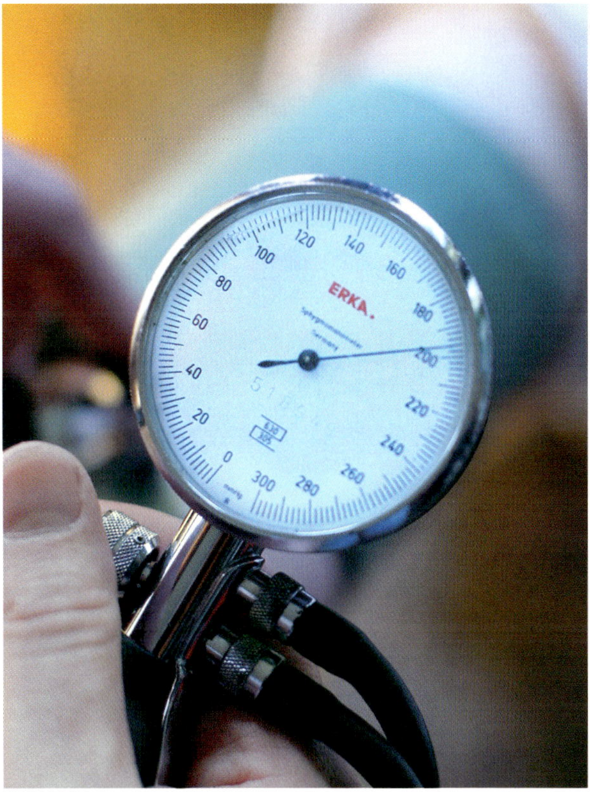

den Schmerz, drängen die Ängste zurück. Über eine Nasensonde wird Sauerstoff zugeführt. Um 20.45 Uhr fährt der Krankenwagen mit Marianne Zielke von der Wohnung ab.

Während der Fahrt ins Krankenhaus wird ein erstes EKG (Elektrokardiogramm) geschrieben. Jede Maßnahme, jeder Handgriff erfolgt nach einem festgelegten Plan, nach dem sich alle Notärzte hier in Mecklenburg-Vorpommern richten. Sie sind seit drei Jahren Teil eines Netzwerkes, eines effektiven

Notärzte können mit einem 12-Kanal-EKG bereits beim Transport die verschiedenen Infarktformen unterscheiden.

Rettungssystems, das Herzspezialisten der Universitätsklinik Rostock praktizieren. Ein Rettungssystem für Herzinfarktpatienten, das inzwischen auch in anderen Bundesländern gut funktioniert. Ziel dieses Netzwerkes ist es, auch Patienten wie Marianne Zielke, die einen Herzinfarkt weit von einer Spezialklinik entfernt erleiden, optimal zu versorgen.

Die klassische Bezeichnung Herzinfarkt wird mehr und mehr durch den Ausdruck „akutes Koronarsyndrom“ abgelöst.

Marianne Zielke muss nun so schnell wie möglich mit einem Herzkatheter (dünne Kabel, mit dem Herzgefäße und Herz untersucht und therapiert werden können) behandelt werden. Ein entsprechendes Katheterlabor befindet sich an der Universitätsklinik Rostock. Bis dahin sind es 63 Kilometer, der Rettungswagen würde mindestens 55 Minuten brauchen. Zu lange, um das Leben der 54-Jährigen zu retten und ihr Herz vor großem Schaden zu bewahren.

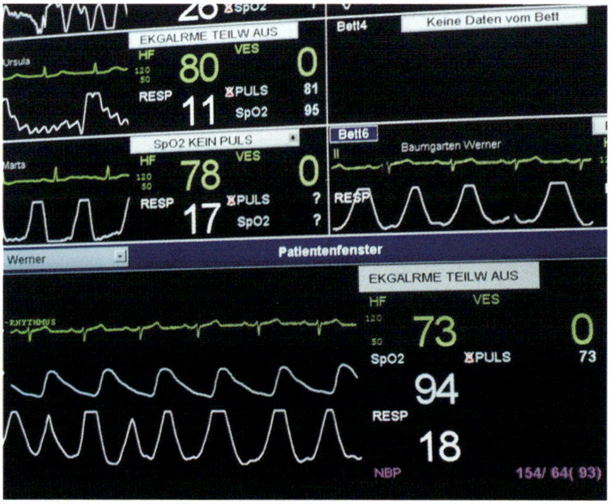

Deshalb fährt der Rettungswagen zunächst das Kreiskrankenhaus in Güstrow an. Dort kommt er schon 15 Minuten später, um 21.00 Uhr, an. Die Ärzte im Krankenhaus sind bereits informiert. Sie sind Teil des Netzwerkes, ein Glied in der Rettungskette. Sie wissen genau, was zu tun ist.

Marianne Zielke wird vom Rettungswagen direkt in die Notaufnahme gefahren und an das EKG des Krankenhauses angeschlossen. Die Herzfunktion wird ständig überwacht. Die Anzeige des EKGs reicht oft nicht aus, um den Verdacht eines frischen Herzinfarktes zu bestätigen, denn die typischen Veränderungen zeigen sich häufig erst Stunden nach dem Infarkt.

In der Notaufnahme wird deshalb Blut abgenommen. Durch einen Schnelltest erkennen die Ärzte, dass Marianne Zielke tatsächlich einen Herzinfarkt erlitten hat. Ihr Blut enthält spezielle Enzyme, die nur nachgewiesen werden können, wenn es sich um einen frischen Infarkt handelt. Die Ärzte können aufgrund dieses Bluttests sogar sagen, dass der Infarkt bei Marianne Zielke um 20.05 Uhr eingetreten ist. Seit dieser Zeit verengt ein Blutgerinnsel eines jener wichtigen Herzgefäße, die den Herzmuskel mit Blut, also mit Sauerstoff und Nährstoffen, versorgen. Es droht ein völliger Verschluss, der tödlich enden kann.

Nachdem nun die Diagnose gesichert ist, spritzen die Ärzte in der Notaufnahme der 54-Jährigen ein Spezialmedikament, einen so genannten Thrombozytenaggregationshemmer. Der Wirkstoff soll das Gerinnsel, den Pfropf aus Blutplättchen, angreifen und vor allem eine weitere Anlagerung, ein Größerwerden des gefährlichen Gerinnsels verhindern.

15 Minuten insgesamt war Marianne Zielke im Kreiskrankenhaus Güstrow. Alles ist getan, um eine lebensgefährliche Ausbreitung des Infarktes zu verhindern. Wertvolle Zeit wurde gewonnen.

Es ist 21.15 Uhr, als Marianne Zielke wieder in den Rettungswagen gebracht wird. Mit Blaulicht und Martinshorn geht es weiter in Richtung Rostock, wo sich an der Universitätsklinik die einzige kardiologische Spezialstation von ganz Mecklenburg-Vorpommern befindet.

Sofort wird die 54-Jährige ins Herzkatheterlabor gebracht. Die Beruhigungs- und Schmerzmittel-Infusionen werden erneuert. Den kleinen Schnitt am Oberschenkel merkt sie nicht. Durch die Oberschenkelarterie wird der dünne Katheter bis zu den Herzgefäßen, bis zum Infarktgebiet vorgeschoben. Am Schlauch befindet sich ein winziger Ballon, der nun aufgeblasen wird. Das lebensbedrohlich verschlossene Gefäß wird vorsichtig aufgedehnt. Aufatmen,

Die Aufdehnung eines durch Gerinnselbildung verengten Herzgefäßes mit dem Ballon nennen Ärzte PTCA.

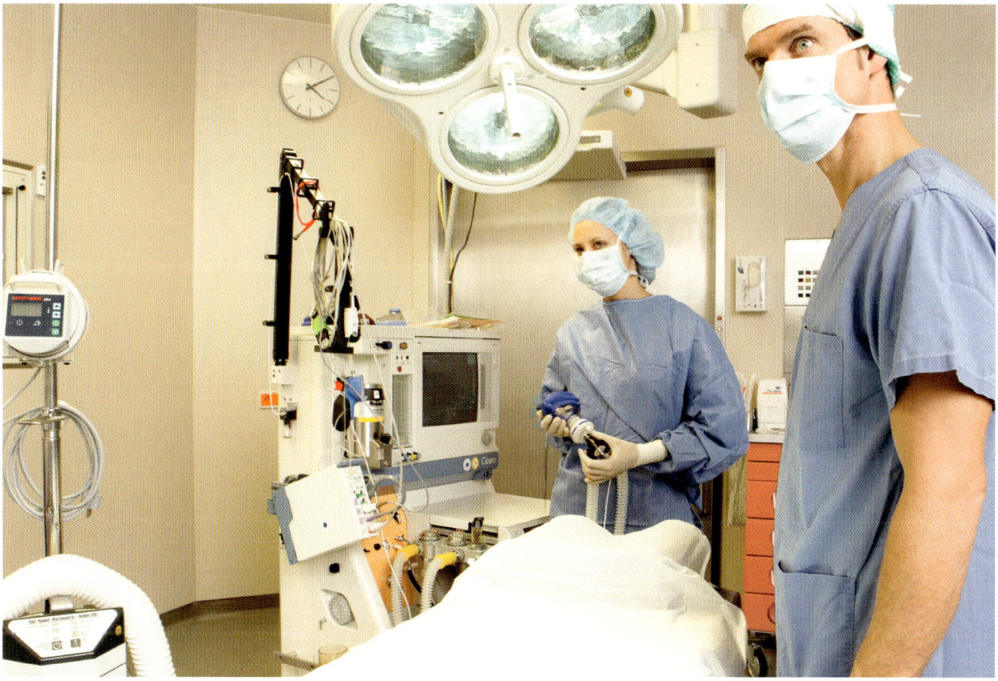

denn nach wenigen Minuten fließt das Blut wieder ungehindert. Der Herzmuskel wird wieder ausreichend durchblutet. Die von der Blutversorgung abgeschnittenen Teile werden wieder mit Sauerstoff versorgt.

Marianne Zielke hat dank eines reibungslos funktionierenden Notfall-Netzwerkes den Infarkt überlebt und gute Chancen, nach erfolgreicher Rehabilitation wieder ein normales Leben führen zu können.

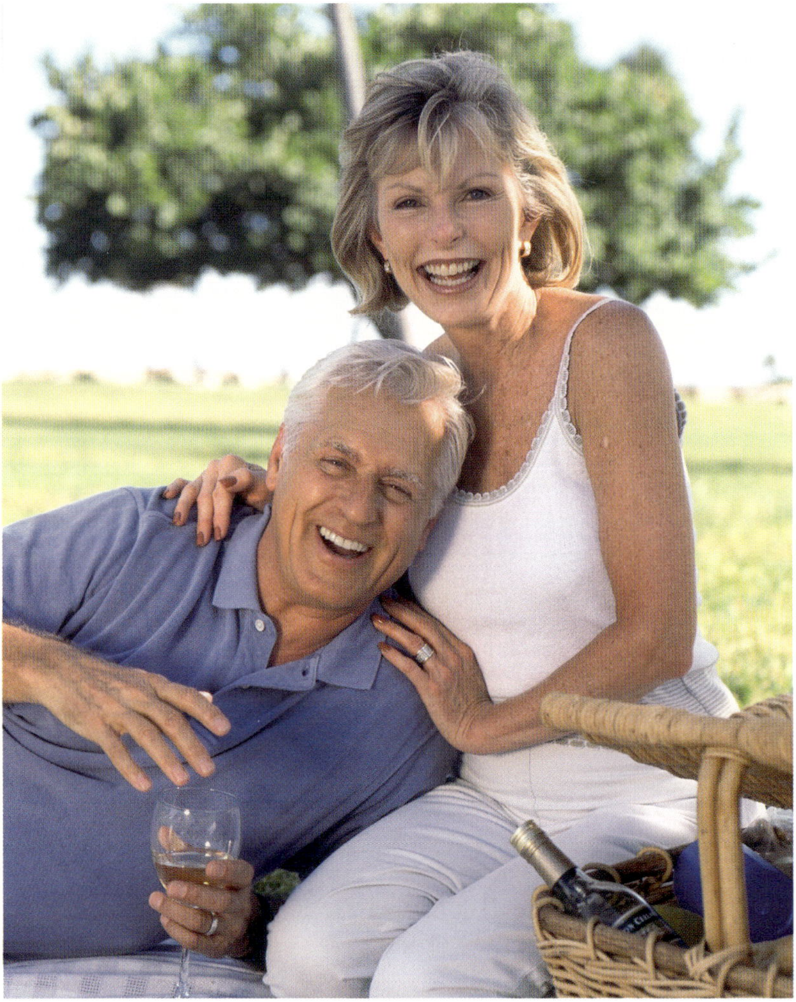

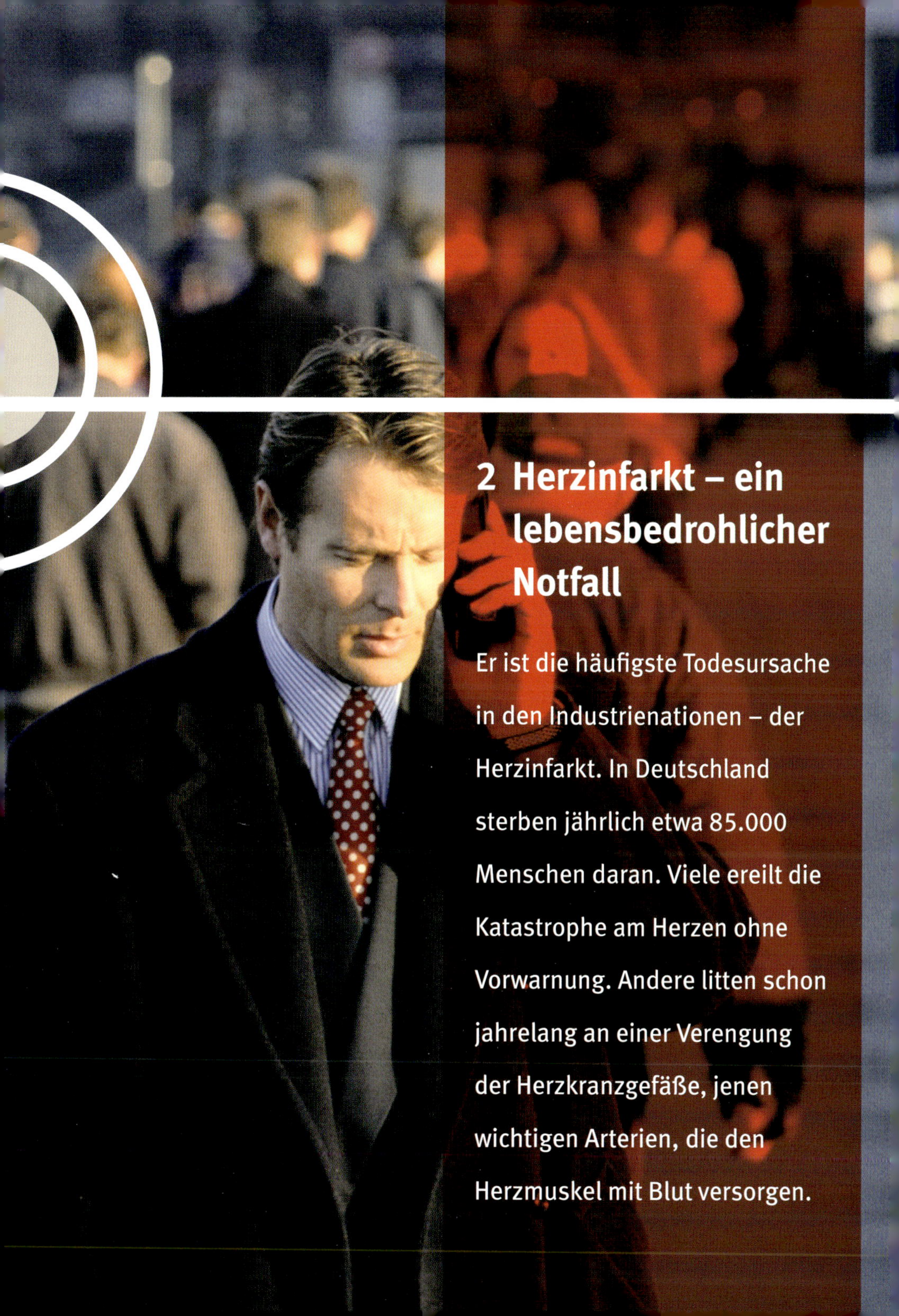

2 Herzinfarkt – ein lebensbedrohlicher Notfall

Er ist die häufigste Todesursache in den Industrienationen – der Herzinfarkt. In Deutschland sterben jährlich etwa 85.000 Menschen daran. Viele ereilt die Katastrophe am Herzen ohne Vorwarnung. Andere litten schon jahrelang an einer Verengung der Herzkranzgefäße, jenen wichtigen Arterien, die den Herzmuskel mit Blut versorgen.

Wie Sie einen Herzinfarkt erkennen, lesen Sie auf Seite 25.

Was Marianne Zielke passiert ist, widerfährt etwa 10 000 Menschen jeden Tag in Deutschland. Sie werden ins Krankenhaus mit dem Verdacht auf Herzinfarkt eingeliefert. Knapp 800-mal täglich bestätigt sich dieser Verdacht. Etwa 200 Menschen, so die nüchterne Statistik, sterben jeden Tag in Deutschland an einem Herzinfarkt, der inzwischen auch als akutes Koronarsyndrom bezeichnet wird. Ein Drittel dieser Männer und Frauen stirbt bereits auf dem Weg ins Krankenhaus.

Viele ereilt die Katastrophe am Herzen ohne Vorwarnung. Andere litten schon jahrelang an einer koronaren Herzkrankheit, d. h. an Verengungen der Herzkranzgefäße, jenen wichtigen Arterien, die den Herzmuskel mit Blut versorgen.

2.1 Was passiert bei einem Herzinfarkt?

Von einem Herzinfarkt spricht man, wenn eines der wichtigen Herzkranzgefäße verschlossen ist (vollständiger Gefäßverschluss), so dass ein Bereich des Herzmuskels meist urplötzlich von der Blutversorgung abgeschnitten ist und abstirbt.

Verursacht wird ein Herzinfarkt in den meisten Fällen durch ein Blutgerinnsel. Solch ein Blutgerinnsel entsteht dort, wo sich in den Herzgefäßen in einem oft jahrelangen und komplizierten Prozess Ablagerungen, so genannte Plaques gebildet haben.

Gefährliche Plaques

Plaques sind Folge der Arteriosklerose, einer Krankheit, unter der geschätzt acht Millionen Menschen in Deutschland leiden. Die Arteriosklerose wird in der Umgangssprache auch als Arterienverkalkung bezeichnet. Bei dieser Erkrankung kommt es zu Schädigungen der Gefäße durch Plaques. Diese Plaques oder Krusten an den Arterienwänden bestehen aus Blutbestandteilen, Fasern und Bindegewebe, in die sich Fett (Cholesterin) und Kalk einlagern. Je nachdem, wie viel Fett und Kalk diese Plaque enthält, ist ihre Oberfläche weich oder hart. Meist verlieren die Blutbahnen allmählich an Elastizität, sie verhärten und verdicken sich.

Manche Stellen sind rund und erhaben, erscheinen als kleine Pickel oder fleckförmige Erhöhungen, andere bilden harte Krusten. Die Ablagerungen werden mit der Zeit immer dicker und fester. Schaut man in das Innere eines derart geschädigten Gefäßes, würde man an dessen Wand eine unregelmäßige, ins Gefäßinnere hineinragende Verdickung erkennen. An diesem Hindernis bleiben nun Blutbestandteile hängen und verengen das Gefäß immer mehr. Irgendwann ist das „Rohr“ dann verstopft. Das Blut findet keine Lücke mehr, durch die es fließen kann. Das hinter dem Verschluss liegende Gewebe kann nicht mehr durchblutet werden, es gerät in Sauerstoffnot. Betrifft der Verschluss eine wichtige Herzarterie, ein Herzkranzgefäß, geraten Teile des Herzmuskels in Bedrängnis. Das bedeutet Lebensgefahr: Ein Infarkt droht.

Visite-Info

Wann kommt der Infarkt?
Herzinfarkte, das besagen die Statistiken, ereignen sich meist am Morgen, exakt zwischen fünf und neun Uhr. Im Winter sind sie häufiger als im Sommer. Grund dafür sind die tages- und jahreszeitlichen Schwankungen der Blutgerinnung: Frühmorgens kann das Blut eher verklumpen, es können sich also eher Blutgerinnsel in den Gefäßen bilden, als abends.
Der Infarkt kommt nicht, wenn der Stress am größten ist. Sondern vielmehr dann, wenn Pausen angesagt sind, wenn Hektik und Termindruck nachlassen: im Urlaub, am Wochenende, an Feiertagen – meistens dann, wenn niemand damit rechnet. Noch ist nicht ganz geklärt, warum das so ist. Sicher aber spielen die Wirkungen von Stresshormonen mit eine Rolle.

In solch einem Endstadium der Arteriosklerose aber, wenn also die Verengung des Gefäßes schon ausgeprägt ist, verspürt der Betroffene bereits typische Beschwerden einer koronaren Herzkrankheit. Dabei handelt es sich um eine Erkrankung der Herzgefäße (Koronararterien), die zu der beschriebenen Gefäßverengung führt. Der Patient verspürt diese Beschwerden bei körperlicher Belastung oder sogar schon in Ruhe. Meist weiß er von seiner Krankheit und ist deshalb in ärztlicher Behandlung, so dass ein völliger Verschluss des Herzgefäßes verhindert werden kann.

Die typischen Beschwerden einer koronaren Herzkrankheit heißen Angina-Pectoris-Beschwerden. Mehr dazu lesen Sie auf Seite 53.

Viel gefährlicher kann das Anfangsstadium der koronaren Herzkrankheit sein. Denn auch und gerade in diesem Stadium droht ein lebensgefährlicher Infarkt.

Gefäße leiden still

Das Dilemma dabei ist, dass der Betreffende Gefäßeinengungen unter 50 Prozent meist nicht spürt. Er ahnt also noch gar nichts von seiner Erkrankung und der drohenden Lebensgefahr.

Und doch spielen sich unter Umständen in seinen Herzgefäßen schon dramatische Prozesse ab. Denn ganz am Anfang der Erkrankung ist die feine, noch kleine Kruste an der Gefäßwand von einem dünnen Häutchen bedeckt, das viel leichter einreißen kann als dicke, bereits verhärtete Plaques.

Ist die Gefäßwand erst einmal eingerissen, beginnt ein folgenschwerer Prozess. Denn an dem Riss bildet sich ein regelrecht aufquellendes Geschwür. An diesem Geschwür lagern sich sehr schnell Blutgerinnsel (Thromben) ab, die plötzlich und unerwartet zu einem kompletten Verschluss der Ader führen können. Oder aber Gerinnsel aus anderen Körperregionen reißen, da sie nur sehr lose mit der Plaque verbunden sind, sehr schnell ab und werden mit dem Blut weitertransportiert. So gelangen sie in die Herzkranzgefäße und können diese urplötzlich verschließen. Alle hinter dem Verschluss liegenden Herzmuskelbereiche werden nun nicht mehr durchblutet. Die Zellen bekommen nicht mehr genügend Sauerstoff und sterben bereits nach kurzer Zeit ab. So kommt es oft ohne jede Vorwarnung zum Herzinfarkt.

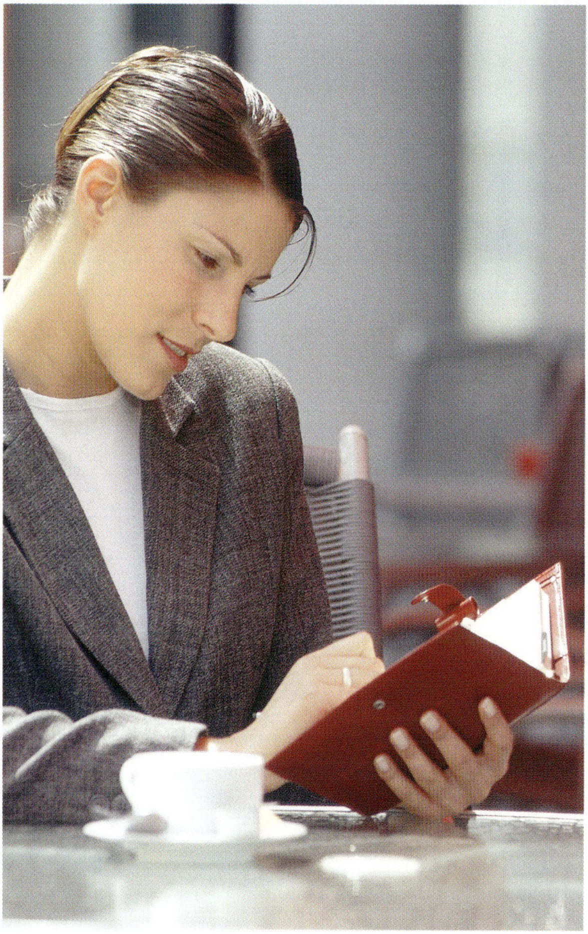

Je nachdem, an welcher Stelle des Gefäßes der Engpass auftritt, gehen wichtige und größere Areale des Herzmuskels oder kleinere, für die Herzmuskelfunktion nicht so bedeutsame Bereiche zugrunde.

Ärzte unterscheiden bei der Diagnostik sehr genau, welche Gebiete des Herzmuskels betroffen sind. Verstopft ein Pfropf den vorderen Ast der linken Herzkranzarterien oder deren Seitenäste, sprechen Ärzte von einem Vorderwandinfarkt. Ist dagegen der hintere Ast oder die rechte Herzkranzarterie blockiert, handelt es sich um einen Hinterwandinfarkt.

Es gibt aber auch besonders gefährliche Stellen für einen Verschluss: Sitzt das Blutgerinnsel zum Beispiel in einem der großen Herzgefäße in der Nähe seines Ursprungs an der Aorta, wird plötzlich ein sehr großer Teil des Herzmuskels nicht mehr mit Blut versorgt. Es kommt dann zu einem Infarkt, der häufig tödlich endet.

Visite-Interview

Wen trifft der Infarkt?

Experte: Prof. Dr. med. Christoph Nienaber, Direktor der Abteilung für Kardiologie, Universitätsklinikum Rostock

Ist der Herzinfarkt immer noch eine Managerkrankheit? Gibt es also Menschen, die auf Grund ihrer Alltagsbelastung besonders prädestiniert sind, einen Infarkt zu bekommen?
Der Herzinfarkt ist eine typische Managerkrankheit – so hieß es lange Zeit. Der gehetzte und gestresste Karrieretyp, der von einem Termin zum anderen jagt und auch nachts nicht abschalten kann – das war früher der typische Infarktkandidat. Heute ist er es nicht mehr. Denn wer auf der sozialen Leiter nach oben geklettert ist, hat auch seine Ansprüche an ein gesundes und langes Leben nach oben geschraubt. Der moderne Businessmann hat nicht nur Erfolg im Beruf, er lebt auch gesund, raucht nicht, trinkt selten Alkohol, treibt Sport, ernährt sich gesund.

Wie sieht der Herzinfarkttyp von heute aus?
Anders als noch vor 15 Jahren. Er ist Arbeiter oder Angestellter und steht unter starkem Leistungsdruck. Nicht, weil er Karriere machen will, sondern weil er Angst hat, seinen Arbeitsplatz zu verlieren. Deshalb macht er Überstunden, deshalb lehnt er keine Aufgabe ab. Er raucht, isst gerne deftig, trinkt abends gerne Alkohol, bewegt sich wenig, guckt dafür umso mehr Fernsehen.

Ist der typische Herzinfarktkandidat männlich oder weiblich?
Der typische Herzinfarktkandidat ist nicht mehr überwiegend männlich. Männer sind zwar immer noch häufiger betroffen, aber während die Tendenz bei Männern nach unten weist, zeigt sie bei Frauen nach oben.
Die typische Herzinfarktkandidatin sitzt im Büro, meist über acht Sunden und häufig am Bildschirm. Sie arbeitet unter Zeitdruck und dem Druck des Chefs. Sie ist unzufrieden und gestresst und raucht mindestens eine Schachtel Zigaretten pro Tag.

Interviewpartner:
Prof. Dr. med. Christoph Nienaber, Abteilung Kardiologie der Universität Rostock, Ernst-Heydemann-Str. 6, 18057 Rostock.

2.2 Tödliches Risiko

Das menschliche Herz pumpt pro Minute etwa fünf Liter Blut durch unseren Körper.

Der Verschluss einer der wichtigen Versorgungsleitungen, also eines der Herzkranzgefäße, kann für das Pumporgan zu einer Katastrophe werden. Jenes Gewebe des Herzmuskels, das nicht mehr versorgt werden kann, beginnt schon 20 bis 30 Minuten nach dem Infarkt abzusterben. Innerhalb von sechs Stunden ist es irreparabel, d. h. unwiederbringlich, geschädigt. Je schneller also das verstopfte Gefäß wieder durchlässig gemacht werden kann, desto größer ist nicht nur die Chance zu überleben, sondern auch das geschädigte Areal klein zu halten. Denn einmal abgestorbenes Gewebe wird nie wieder funktionsfähig. Zurück bleibt stattdessen eine Narbe, bei der die zugrunde gegangenen Herzmuskelzellen durch Bindegewebe ersetzt worden sind. Je ausgedehnter dabei der Infarkt ist, d. h. je mehr Herzmuskelgewebe betroffen ist, desto gravierender sind die Folgen. Entweder kann dann das Herz noch die Kraft aufbringen, das Blut trotzdem weiterhin zu pumpen, oder aber es versagt.

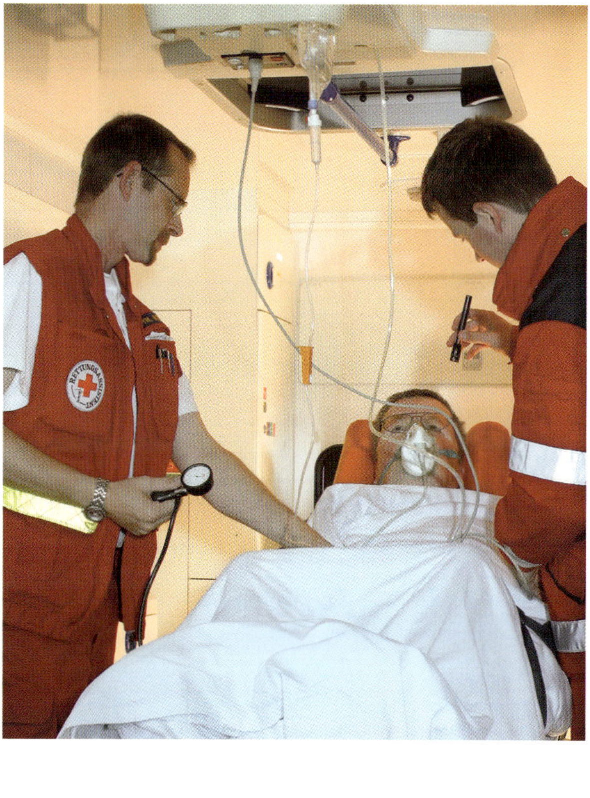

Eine andere tödliche Gefahr lauert ebenfalls in den ersten Stunden nach dem Infarkt. Denn in dieser Zeit ist das Herz besonders anfällig für Störungen der Herzschlagfolge. Das Herz kann durch die Versorgungskatastrophe völlig aus dem Takt geraten. Es kommt dann zum so genannten Kammerflimmern. Das Herz schlägt nun mehr als 300-mal in der Minute. Wird dieses Kammerflimmern nicht sofort und unmittelbar behoben, bricht der Kreislauf völlig zusammen. Die Pumpe versagt, weil sich die Herzkammern durch die chaotische Schlagfolge nicht mehr zusammenziehen können. Das Heimtückische ist, dass es jeden treffen kann, unabhängig von der Größe des Infarktes. Die akute Herzrhythmusstörung muss sofort mit Stromstößen, mit einem Defibrillator behandelt werden. Möglich sind auch Herzdruckmassage und Beatmung.

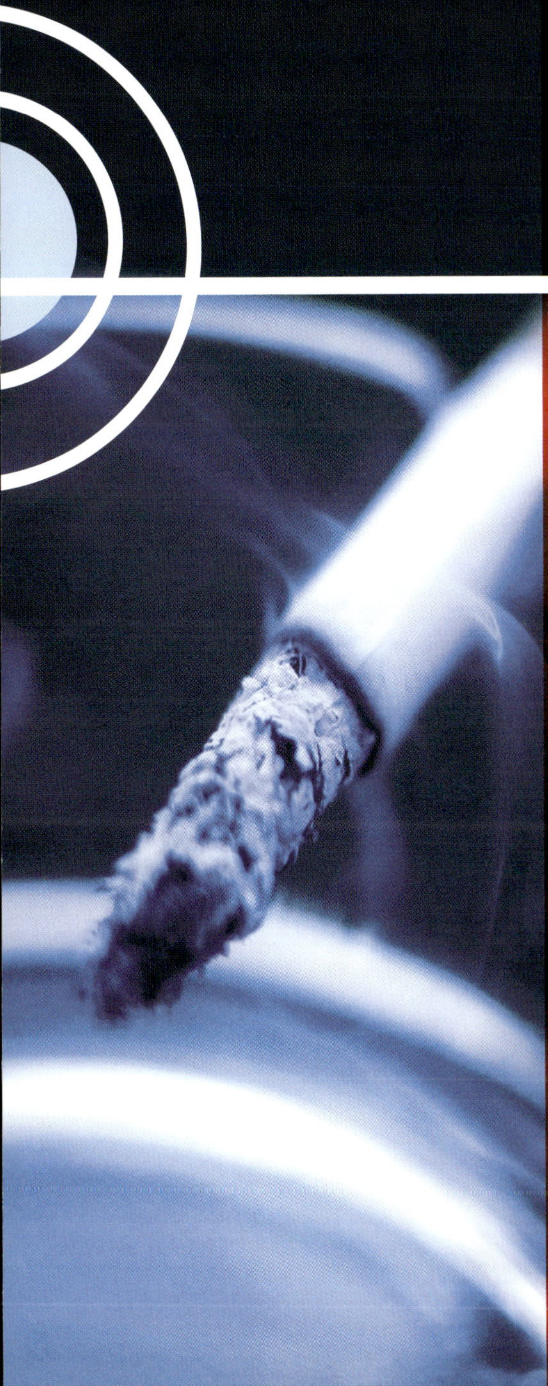

3 Herzinfarkt – Ursachen und Risikofaktoren

Es gibt zahlreiche Faktoren, die das Risiko erhöhen, einen Herzanfall zu erleiden. Einige dieser Risikofaktoren, wie z. B. männlich zu sein oder bereits Herzerkrankungen in der Familie zu haben, können nicht beeinflusst werden. Andere jedoch sehr wohl ...

Jeder fünfte Deutsche lebt mit erhöhtem Blutdruck – viele, ohne es zu merken.

Von einem Herzinfarkt sind zwar meist Menschen über 60 Jahre betroffen, aber er ist nicht unbedingt ein Notfall des Alters: Auch ein 40-Jähriger kann ihn erleiden. Vor ihm gefeit ist niemand, besonders dann nicht, wenn man zu den Menschen gehört, die mit jenen Risiken leben, die einen Infarkt begünstigen. Zu den wichtigsten Risikofaktoren, die im Folgenden besprochen werden, zählen:

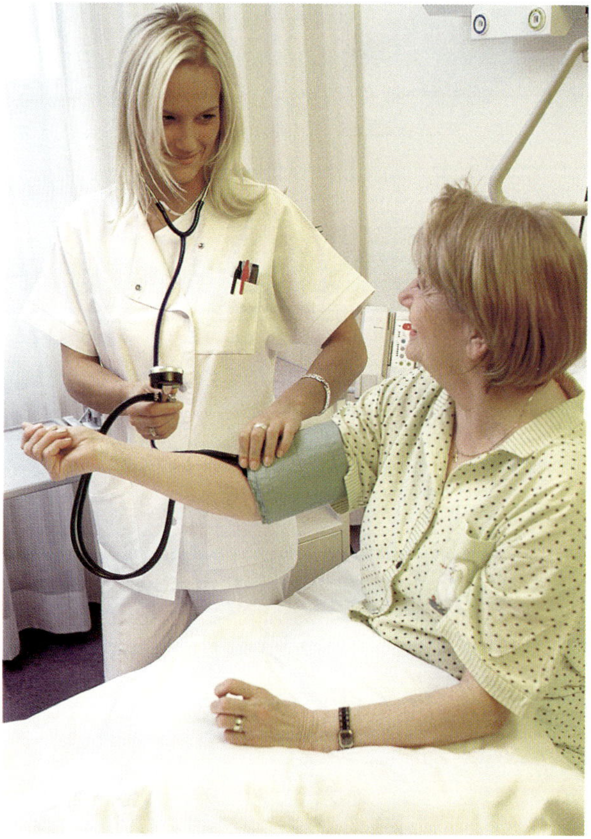

- Bluthochdruck (→ 3.1),
- Diabetes (→ 3.2),
- erhöhte Blutfettwerte(→ 3.3),
- Rauchen (→ 3.5),
- Übergewicht einhergehend mit Bewegungsmangel (→ 3.6) und
- Arteriosklerose (→ 3.7).

3.1 Bluthochdruck – die stille Gefahr

Hoher Blutdruck (Hypertonie) gehört zu den Hauptrisikofaktoren für einen Herzinfarkt. Grundsätzlich gelten Blutdruckwerte ab 140/90 mmHg als zu hoch. Werte, so hat es die WHO festgelegt, die im Ruhezustand stetig über 140 systolisch (erster gemessener Wert) und diastolisch (zweiter Wert) über 90 liegen, sind bereits krankhaft. Bei Werten bis 150/100 mmHg sprechen Ärzte von einem leicht erhöhten Blutdruck, ab 160/100 mmHg wird er als mittelschwer erhöht bezeichnet, ab 160/110 mmHg als stark erhöht.

Das Heimtückische ist, dass hoher Blutdruck meist keine oder nur geringe Beschwerden verursacht. Mindestens 20 bis 30 Prozent der Betroffenen wissen nichts von der Gefahr. Bei anderen ist der erhöhte Blutdruck zwar bekannt, wird aber nicht behandelt. Und immerhin bei weiteren 20 Prozent wird er nicht ausreichend gesenkt. Nur ein Drittel der Patienten mit zu hohem Blutdruck ist nach neuesten Therapiestandards korrekt eingestellt. Oft unbemerkt begünstigt dann der hohe Blutdruck die gefährliche Gefäßverkalkung, die Arteriosklerose. Je länger aber ein Bluthochdruck unerkannt und unbehandelt bleibt, desto größeren Schaden kann er anrichten.

Bei hohem Blutdruck verdickt sich nämlich die Muskelschicht in den Arterien, vor allem in den Herzkranzgefäßen. Die Blutgefäße verlieren ihre Elastizität und können sich dem veränderten Blutdruck immer schlechter anpassen. Der Blutdruck steigt weiter und schädigt die Innenhaut der Gefäße. Ein unheilvoller Prozess hat sich in Gang gesetzt. Die Gefäßinnenhaut wird verletzlich, sie reißt ein. An der Verletzungsstelle bilden sich verstärkt Ablagerungen. Die Arteriosklerose schreitet fort.

Vor allem für die Therapie ist es wichtig, die unterschiedlichen Formen des Bluthochdrucks zu unterscheiden. So können beide Werte, also der diastolische und der systolische, unterschiedlich hoch sein. Mitunter aber ist auch nur jeweils einer der Werte erhöht. Und es gibt Menschen, bei denen der Blutdruck ständig schwankt – einmal ist er zu hoch, dann wieder normal.

Der Blutdruck wird mit einer Manschette gemessen, die stark aufgeblasen wird. Beim Ablassen der Luft können die Blutdruckwerte auf dem Manometer abgelesen werden.

Visite-Info

Achtung Frauen

Viele Frauen bemerken nicht, dass sie einen hohen Blutdruck haben, und viele Ärzte achten nicht darauf. Dabei sind Frauen ebenso gefährdet wie Männer, denn bei ihnen stehen Hormonveränderungen und Erhöhung des Blutdrucks in engem Zusammenhang. Lassen Sie sich also auch beim regelmäßigen Gynäkologenbesuch den Blutdruck messen. Denn bereits ein grenzwertiger Bluthochdruck von 140/90 mmHg erhöht das Risiko für Herz-Kreislauf-Erkrankungen um das Zweieinhalbfache.

3.1.1 Symptome und Ursachen

Eine frühzeitige Diagnose des Bluthochdrucks ist wichtig. Hinderlich aber ist, dass man einen erhöhten Blutdruck meist nicht bemerkt, schon gar nicht, wenn es sich nur um eine minimale Erhöhung handelt. Ein paar Symptome können aber schon in einem frühen Stadium auftreten: Kopfschmerzen, Sehstörungen, Übelkeit, Müdigkeit oder Leistungsschwäche. Das allerdings sind nicht sehr spezifische Beschwerden. Sie können allein schon durch Stress immer wieder einmal im Alltag auftreten, sie sollten aber dennoch ernst genommen werden.

Bluthochdruck hat nur bei etwa zehn Prozent der Menschen eine organische Ursache. Schuld sind dann meist chronische Nierenerkrankungen. Bei 90 Prozent der Betroffenen gibt es keinen

Durch andauernden Bluthochdruck kommt es zu gefährlichen Veränderungen an den Gefäßen.

eindeutigen Grund für den hohen Blutdruck. Bekannt sind allerdings viele Faktoren, die einen hohen Blutdruck begünstigen: Medikamente (Pille, Hormonpräparate gegen Wechseljahresbeschwerden, Rheumamittel, Cortison), Rauchen, verstärkter Alkoholgenuss (mehr als 30 g Alkohol pro Tag), Übergewicht, steigender und kontinuierlicher Stress, Lärm sowie zu salzige Kost.

Arteriosklerose und Bluthochdruck schaukeln sich gegenseitig hoch. Die unelastischen, verengten Blutgefäße erhöhen den Blutdruck – hoher Blutdruck verstärkt wiederum das Risiko, dass sich Ablagerungen bilden.

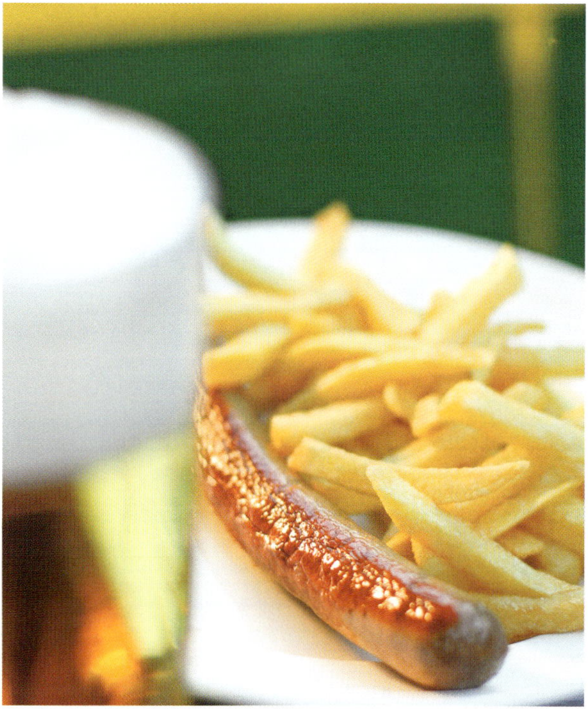

3.1.2 Kontrolle des Blutdrucks

Es ist also äußerst wichtig und sinnvoll, den Blutdruck regelmäßig zu kontrollieren bzw. kontrollieren zu lassen. Zum Beispiel beim Vorsorge-Check-up ab 35, denn der beinhaltet immer auch eine Blutdruck-Kontrolle. Man kann den Blutdruck auch bei jedem Arztbesuch messen lassen oder auch in der Apotheke bzw. mit einem eigenen Blutdruckmessgerät zu Hause. Tatsache ist, dass all diese Möglichkeiten noch zu wenig genutzt werden. Jeder Fünfte, so wissen Experten, hat sich noch nie um seinen Blutdruck gekümmert! Nur vier Prozent der Menschen in Deutschland überprüfen ihren Blutdruck regelmäßig zu Hause.

Wenn der Blutdruck zu Hause beim Selbstmessen erhöht ist, ist unbedingt auch ein Arztbesuch notwendig. Die Messgeräte beim Arzt messen meist präziser. Eine Messung allein jedoch genügt nicht, um die Diagnose Bluthochdruck zu stellen. Er muss an verschiedenen Tagen, zu unterschiedlichen Zeiten und in unterschiedlichen Situationen gemessen werden. Das kann man selbst zu Hause machen oder der Arzt veranlasst eine 24-Stunden-Blutdruckmessung. Damit lässt sich vor allem auch überprüfen, wie weit und ob der Blutdruck nachts sinkt. Der Patient bekommt dann ein spezielles Messgerät mit nach Hause.

Wird ein erhöhter Blutdruck festgestellt, fahndet der Arzt nach den Ursachen und wird auch das Herz untersuchen, um zu sehen, ob der erhöhte Blutdruck dort schon Schäden angerichtet hat.

Visite-Interview

Bluthochdruck immer behandeln

Experte: Prof. Dr. Jürgen Scholze, Direktor der Medizinische Poliklinik, Charité-Universitätsmedizin Berlin

Interviewpartner: Prof. Dr. Jürgen Scholze, Medizinische Poliklinik, Charité Universitätsmedizin Berlin, Schumannstr. 20/21, 10117 Berlin.

Ein erhöhter Blutdruck muss immer gesenkt werden, sagen Experten. Wie gelingt das am besten?

Das gelingt bei leicht erhöhten Werten oft schon mit einer Lebensumstellung, indem Risiken vermieden oder zumindest gesenkt werden. Dazu gehört es, das Rauchen aufzugeben, sich regelmäßig zu bewegen, den Alkoholkonsum einzuschränken, sich fettarm zu ernähren und den Salzkonsum zu reduzieren, auf höchstens 5 bis 6 Gramm täglich. Am wichtigsten aber ist eine Gewichtsreduktion auf annähernd Normalgewicht: Ein Übergewichtiger, der ein Kilogramm abnimmt, verringert den Druck in seinen Adern um ein bis zwei mmHg. Positiv wirkt sich sicher aus, etwas Entspannung in den Alltag zu bringen – zum Beispiel durch autogenes Training oder Yoga.

Derartige Maßnahmen zusammengenommen können den Blutdruck oft schon um bis zu 10 mmHg beim oberen Wert senken, was in der Regel der Wirkung bei Behandlung mit einem Hochdruckmedikament entspricht.

Was aber, wenn das alles nichts hilft?

Wenn sich der Blutdruck trotz dieser Bemühungen nach einem halben Jahr nicht normalisiert, wird der Arzt versuchen, ihn mit Medikamenten in den Griff zu kriegen. Welche und wie viel der Betroffene bekommt, ist abhängig von Alter, Höhe des Blutdrucks, den jeweiligen Risikofaktoren und anderen schon bestehenden Krankheiten bzw. Komplikationen des Hochdrucks.

Dabei spielt auch die Herzfrequenz (Puls) eine große Rolle.

Für die Behandlung gibt es Leitlinien von der Deutschen Hochdruckliga, die sich mit denen der internationalen Hypertoniegesellschaften decken.

Angefangen wird meist mit einem einzelnen Medikament. »

Gefäßschäden durch Bluthochdruck machen sich auch an Gehirn, Nieren und Augen bemerkbar.

«

Erst wenn das nicht hilft, werden mehrere kombiniert. Die Dosis wird immer langsam gesteigert. Möglich sind Wasser ausschwemmende Mittel, so genannte Diuretika, Betablocker, Kalziumantagonisten, ACE-Hemmer und Sartane.

Was muss der Patient bei der Einnahme dieser Medikamente beachten?
Entscheidend für den Erfolg der Therapie ist die regelmäßige Einnahme der Mittel – oft lebenslang. Daneben sollten jedoch die Änderungen im Lebensstil konsequent weiter verfolgt werden. Wichtig bei der Auswahl der Medikamente ist, dass der Blutdruck über 24 Stunden ausreichend gesenkt wird und dass die Medikamente gut verträglich sind. Um die Wirkdauer zu kontrollieren, sollte ein Bluthochdruckpatient morgens unmittelbar nach dem Aufstehen, noch vor Einnahme seiner Tablette, den Blutdruck messen.

Der Bluthochdruck am Morgen scheint in der Tat ein Problem zu sein. Eine Datenerhebung bei 60000 Hochdruckpatienten hat ergeben, dass drei von vier Betroffenen trotz Blutdruck senkender Therapie am Morgen zu hohe Blutdruckwerte haben ...
Ein erschreckendes Ergebnis, wie wir Ärzte finden. Denn gerade unter morgendlichen Bluthochdruckspitzen ist das Risiko für einen Herzinfarkt oder Schlaganfall dreifach erhöht. Es gibt meines Erachtens verschiedene Ursachen für diese Untersuchungsergebnisse: einmal ist die Therapie des Hochdrucks insgesamt gegenwärtig noch unzureichend. Zum anderen werden die Tabletten gar nicht, falsch oder es werden aus Kostengründen oft zu kurz wirksame Medikamente verschrieben. In den frühen Morgenstunden hat dann die Wirkung der Medikamente bereits so stark nachgelassen, dass kein ausreichender Schutz vor schwer wiegenden Komplikationen mehr besteht. Morgendlicher Schwindel, Benommenheit oder vor allem Kopfschmerz können Warnzeichen sein.

Wie kann man dem gefährlichen Morgenhochdruck entgegen wirken?
Zunächst mal muss man ihn erkennen. Das gelingt nur, wenn die Blutdruckwerte häufig kontrolliert werden. Neben der protokollierten Selbstmessung sollte in regelmäßigen Abständen, etwa alle ein bis zwei Jahre, eine 24-Stunden-Messung durch den Arzt erfolgen. Der kann dann entsprechend der Messwerte die Medikamente prüfen und exakt dosieren. Normalerweise werden lang wirksame Medikamente einmal morgens eingenommen, in manchen Fällen sind aber zusätzliche Abendgaben oder sogar Einnahmen vor dem Schlafengehen notwendig.

»

«

Viele Patienten klagen über Nebenwirkungen Blutdruck senkender Arzneien und setzen die Pillen mitunter einfach ab ...
Das ist wirklich ein Problem. Den hohen Blutdruck spürt der Betroffene nämlich oft nicht. Wohl aber die Nebenwirkungen der Medikamente. Vor allem am Anfang kann es bei den einzelnen Mitteln zu Müdigkeit, Schwäche, Unruhe oder anderen Befindlichkeitsstörungen kommen. Der Körper, gewöhnt an einen erhöhten Druck, muss sich nun erst wieder an die Normalität gewöhnen! In dieser Zeit dürfen die Medikamente auf keinen Fall abgesetzt werden, dann steigt der Blutdruck wieder. Oft sind nach etwa drei bis sechs Wochen die Beschwerden vorbei, der Körper hat sich umgestellt. Ebenso wie vom Absetzen ist auch von einem schnellen Medikamentenwechsel abzuraten, weil er meist schlecht vertragen wird. Wenn aber die Beschwerden all zu sehr plagen oder wenn Zweifel an der Therapie aufkommen – dann sollte man unbedingt mit dem Arzt reden. Er kann das Medikament über eine angemessene Zeitspanne umstellen oder gegebenenfalls bei unzureichender Wirkung ein gut passendes zweites Medikament in der Kombination hinzufügen, was oftmals notwendig ist.

Welchen Stellenwert haben bei der Normalisierung des Blutdrucks der obere und untere Wert?
Der Patient sollte selbst darauf achten, dass der Blutdruck im Mittel vollständig normalisiert ist, also im Durchschnitt aller Messungen unter 135/85 mmHg. Dabei ist gerade im Alter darauf zu achten, dass auch der höhere Wert im Normbereich liegt und die Differenz zwischen hohem und niedrigem Wert 70 mmHg nicht überschreitet. Jeder Patient muss sich unter der Therapie wohlfühlen. Ist das nicht der Fall, sollte der Arzt eine bessere Alternative finden, was angesichts der Fülle von Hochdruckmedikamenten möglich ist. Man muss immer daran denken, dass bei Nichtbeachtung dieser einfachen Forderungen Komplikationen geradezu gesetzmäßig auftreten können, wovon Herzinfarkt, Schlaganfall und Nierenschwäche die häufigsten sind.

Informationen zum Thema erhalten Sie auch im Internet unter: www.hochdruckliga.info

Stiftung Warentest hat alle gängigen Blutdruckmessgeräte getestet (Heft 1/2006). Achten Sie bei den Blutdruckmessgeräten auch auf das Qualitätssiegel der Hochdruckliga.

3.1.3 Blutdruck selbst messen

Es gibt inzwischen eine Reihe von Blutdruckmessgeräten, mit denen man den Blutdruck zu Hause selbst überprüfen kann. Die Werte, gemessen zu unterschiedlichen Zeiten, können in einem Tagebuch protokolliert werden. Es gibt Handgelenk- und Oberarmmessgeräte. Bei Oberarmgeräten wird eine Manschette wie beim Arzt am Oberarm angelegt. Bei Handgelenkgeräten wird die Messstation einfach über das Handgelenk gezogen und mit einem Klettverschluss festgezurrt. Das ist oft leichter zu handhaben. Beide Verfahren haben Vor- und Nachteile. Die Bedienungshinweise sollten immer genau beachtet werden, sonst kommt es zu fehlerhaften Messungen. Der Arzt kann wertvolle Hinweise geben, welches Messverfahren günstig ist. Hilfreich ist aber auch, sich vor dem Kauf eines Gerätes über Güte und Qualität der Angebote, z. B. bei Stiftung Warentest, zu informieren. Es gibt auch ein Gütesiegel der deutschen Hochdruckliga. Die Kosten für ein Messgerät liegen bei etwa 70 bis 120 Euro für akzeptable Geräte.

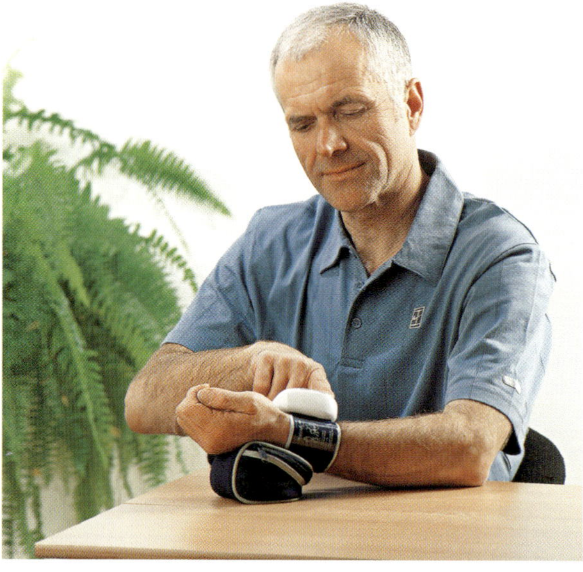

3.2 Diabetes rechtzeitig erkennen

Die Zuckerkrankheit birgt immer ein erhöhtes Risiko für Gefäßerkrankungen. Betroffen sind dann oft auch die Gefäße am Herzen. Jeder zweite, bei dem Diabetes Typ 2 diagnostiziert wird, hat bereits Durchblutungsstörungen am Herzen. Der Grund ist, dass krankhaft erhöhte Blutzuckerspiegel die Ausbildung der Gefäßverkalkung begünstigen. Denn wenn Blut zu viel Zucker enthält, bilden sich vermehrt freie Radikale, das sind aggressive Sauerstoffmoleküle, die die Gefäßinnenwand angreifen. An beschädigten Stellen bilden sich dann vermehrt kalk- und fetthaltige Ablagerungen. Die Arterien verdicken, werden starr und verengen. Die Durchblutung wird gestört, der Blutdruck steigt – ein Teufelskreis. „Süßes Blut" ist zudem zähflüssig. Die Blutplättchen verklum-

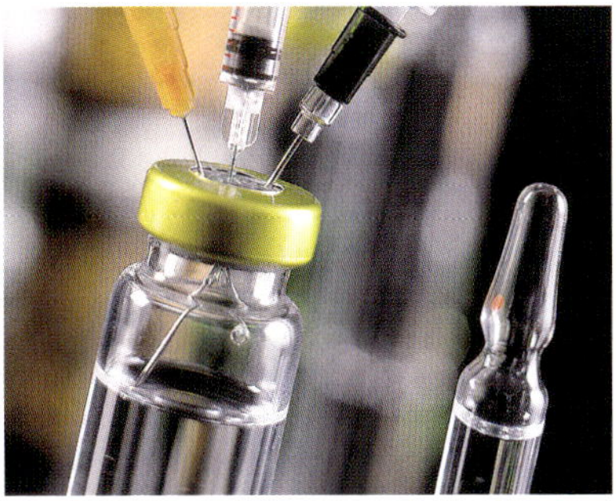

pen leichter zu Gerinnseln und verstopfen die Gefäße – ein Herzinfarkt droht. Zwei Drittel aller Herzinfarktpatienten, so haben Untersuchungen ergeben, haben beginnenden Diabetes Typ 2. Viele aber wissen es nicht. Auch sind immer mehr jüngere Menschen vom Typ-2-Diabetes betroffen. Die Bezeichnung Altersdiabetes entspricht deshalb schon heute nicht mehr der Realität.

Die Früherkennung ist jedoch schwierig, denn gerade beim Diabetes Typ 2 sind die Betroffenen zunächst beschwerdefrei. Zudem spüren Diabeteskranke die ernsthaften Anzeichen für Durchblutungsstörungen am Herzen, die Angina-Pectoris-Beschwerden, nicht. Der typische Schmerz in der Brust, das Engegefühl in der Brust bleiben aus, weil Diabetes die Nervenfunktion und damit die Schmerzempfindung stark beeinträchtigen kann. So wird auch der Infarkt oft erst spät oder gar nicht erkannt. Ob das Herz richtig schlägt und ausreichend durchblutet ist, kann bei Diabetikern meist nur durch ein Belastungs-EKG oder eine Herzkatheteruntersuchung festgestellt werden.

Visite-Tipp

Richtig Blutdruck messen

Entscheiden Sie sich zunächst zwischen einem Gerät, das den Blutdruck am Handgelenk misst, oder einem Gerät, das am Oberarm misst, oder einem Gerät mit Stethoskop, wie es Ärzte benutzen. Wie Sie sich auch entscheiden, beim Kauf sollten Sie immer Folgendes beachten:

- Wie gut lässt sich die Manschette anlegen? Stimmt der Umfang?
- Wie gut lassen sich die Werte im Display ablesen?
- Wie gut kann man die Batterien einlegen?
- Wichtigstes Kriterium bei der Auswahl: Wie genau messen die Geräte?

Wenn das Gerät schließlich gefunden ist, dann beschäftigen Sie sich eingehend mit der Messung, denn die muss stimmen.

- Messen Sie entspannt im Sitzen nach zwei bis drei Minuten Ruhe.
- Führen Sie die Messung immer zur gleichen Zeit durch.
- Stützen Sie den Unterarm dabei locker auf einer Unterlage ab.
- Legen Sie die Manschette genau nach den Herstellerangaben an.
- Der Blutdruck sowie die Herzfrequenz werden im Display angezeigt.
- Notieren Sie diese Werte anschließend im beiliegenden Blutdruckpass.
- Beachten Sie bei Handgelenkgeräten: das Gerät muss in Herzhöhe geführt werden. Manche Geräte messen überhaupt nur, wenn die Herzhöhe erreicht ist. Das ist eine gute Hilfe.

Achtung: Leiden Sie unter Herzrhythmusstörungen, eignen sich all diese Geräte nicht. Sie müssen den Blutdruck beim Arzt überprüfen lassen.

Visite-Tipp

Hohe Blutzuckerwerte müssen normalisiert werden

Diabetes bleibt – da er keine Beschwerden macht – oft zu lange unerkannt. Er schädigt ganz unbemerkt Nerven und Gefäße.
Überprüfen Sie deshalb, ob Sie besonders gefährdet sind, an Diabetes Typ 2 zu erkranken, ob also eine erbliche Belastung besteht, ob Eltern oder Großeltern zuckerkrank waren. Übergewicht, zu hoher Blutdruck und erhöhte Blutfettwerte steigern ebenfalls das Risiko, an Diabetes zu erkranken.
Wenn diese Risikofaktoren auf Sie zutreffen, lassen Sie einmal jährlich beim Arzt Ihre Blutzuckerwerte überprüfen.
Beim kostenlosen Vorsorge-Check-up ab 35 alle zwei Jahre wird der Blutzucker ebenfalls getestet.
Ein normaler Blutzuckerspiegel liegt zum Beispiel vor dem Frühstück bei 120 mg pro 100 ml Blut, nach dem Essen darf er nicht über 180 ml messen. Ist der Blutzuckerspiegel erhöht, muss er behandelt werden.
Oft reichen schon Diät und sportliche Betätigung, um den Blutzuckerspiegel im Normbereich zu halten. Gelingt das nicht, werden Tabletten oder Insulin zur Reduzierung des Blutzuckerspiegels vom Arzt verordnet. Dann sind regelmäßige Messungen, die Sie zu Hause nach vorheriger Anleitung durch den Arzt selbst durchführen können, möglich und notwendig.

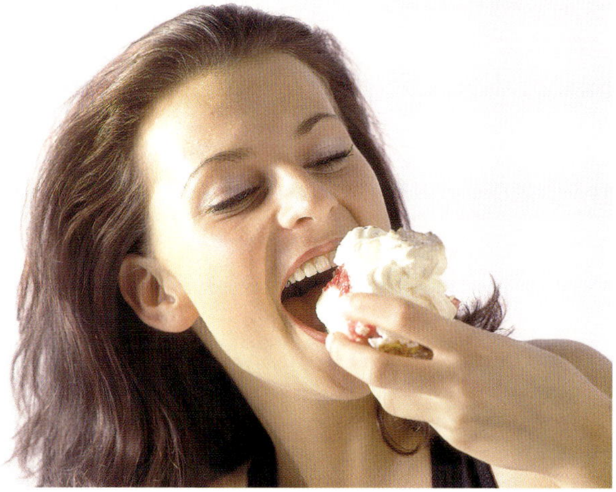

3.3 Blutfette im Normbereich halten

Erhöhte Blutfette steigern ebenfalls das Herzinfarktrisiko. Zu diesen Lipiden, wie sie Ärzte nennen, gehören Triglyzeride und Cholesterin. Der Körper bezieht diese Substanzen aus der Nahrung oder produziert sie selbst in der Leber. Beide braucht der Körper dringend für den Stoffwechsel. Sie sind also per se nicht schädlich, nur wenn sie im Übermaß vorhanden sind.

Bei der genauen Messung unterscheiden Ärzte zwei Cholesterin-Typen: das HDL-Cholesterin, das „gute" Cholesterin, und das LDL-Cholesterin, das „böse" Cholesterin.

Das HDL wirkt eher schützend auf das Gefäßsystem. Es nimmt überschüssiges Fett aus den Zellen auf und transportiert es zur Leber. Dort wird es zu Gallensäure abgebaut und mit dem Stuhl ausgeschieden. Je mehr davon vorhanden ist, desto mehr überflüssiges Cholesterin wird dem Blut entzogen.

Das LDL dagegen fördert die Gefäßverkalkung. Überschüssiges LDL kann sich an den Gefäßwänden ablagern und trägt zu Bildung der gefährlichen arteriosklerotischen Plaque bei. Enthält das Blut zu viel „böses Cholesterin", steigt also die Gefahr einer Arteriosklerose.

Leider gilt auch hier, dass man von den erhöhten Blutfetten zunächst nichts merkt, weder von zuviel HDL noch von zuviel LDL, noch von zuviel Triglyzeriden.

Erhöhte Blutfette haben Ursachen, die meist in den Ernährungsgewohnheiten zu suchen sind. Hohe Triglyzeridwerte weisen oft darauf hin, dass der Alkoholkonsum zu hoch und die Mahlzeiten zu kalorienreich sind. Bei Diabetes, Übergewicht oder auch bei der Behandlung mit Cortison können die Cholesterinwerte generell ansteigen. Eine Ernährung mit Lebensmitteln, die vorrangig gesättigte Fettsäuren enthalten, fördert ebenfalls die Erhöhung des Cholesterinspiegels. Es kommt offensichtlich nicht darauf an, wie viel Fett man konsumiert, sondern vor allem, welches Fett gegessen wird und wie

Medizinisch werden Blutfette auch Lipide genannt.

Visite-Service

Cholesterin-Richtwerte

Der Gesamtcholesterinspiegel sollte nicht über 220 mg/dl liegen. Er wird beim regelmäßigen Check-up gemessen. Erst, wenn er erhöht ist, folgt eine zweite Messung. Dann werden HDL und LDL getrennt gemessen. Dabei sollte das LDL unter 150 mg/dl liegen, das HDL über 55 mg/dl. Diese Werte gelten nicht, wenn schon Erkrankungen vorliegen oder viele Risikofaktoren gleichzeitig auftreten.

Bei Menschen mit Risikofaktoren für Arteriosklerose (Rauchen oder hoher Blutdruck zum Beispiel) sollte das Gesamtcholesterin unter 200 mg/dl, das LDL unter 130 mg/dl, das HDL über 50 mg/dl liegen.

Bei Menschen mit Arteriosklerose, Diabetes, oder nach einem Herzinfarkt gelten wieder andere Richtwerte. Der Gesamtcholesterinwert sollte unter 180 mg/dl, das LDL unter 100 mg/dl, das HDL über 50 mg/dl sein.

Cholesterinspiegel können im Verlauf eines Tages und auch im Jahresverlauf schwanken. Eine Messung allein genügt also nicht. Erst wenn die Werte bei mehreren Messungen krankhaft erhöht sind, muss etwas unternommen werden.

Wichtig: Die Messungen sollten immer beim Arzt durchgeführt werden. Mitunter werden Cholesterinmessungen auch in Apotheken oder in Bussen bei Aktionstagen angeboten. Das kann zur ersten Orientierung dienen, eine genaue Bestimmung aber kann nur im Labor erfolgen.

Zu den Blutfetten gehören Triglyzeride und Cholesterin. Sind sie zu hoch, müssen sie gesenkt werden!

hoch der Anteil gesättigter Fettsäuren ist. Ob sich hohe Blutfette tatsächlich schädlich auswirken, ist auch davon abhängig, wie gut Fett vom Körper verarbeitet wird. Das wiederum ist individuell sehr unterschiedlich und offensichtlich vererbt.

Hat der Arzt ein ungünstiges Fettprofil (erhöhtes Gesamtcholesterin mit hohem LDL und niedrigem HDL) festgestellt, muss der Speiseplan dringend umgestellt und der Lebensstil verändert werden. Denn über eine gesunde Ernährung lassen sich die Blutfettwerte gut beeinflussen.

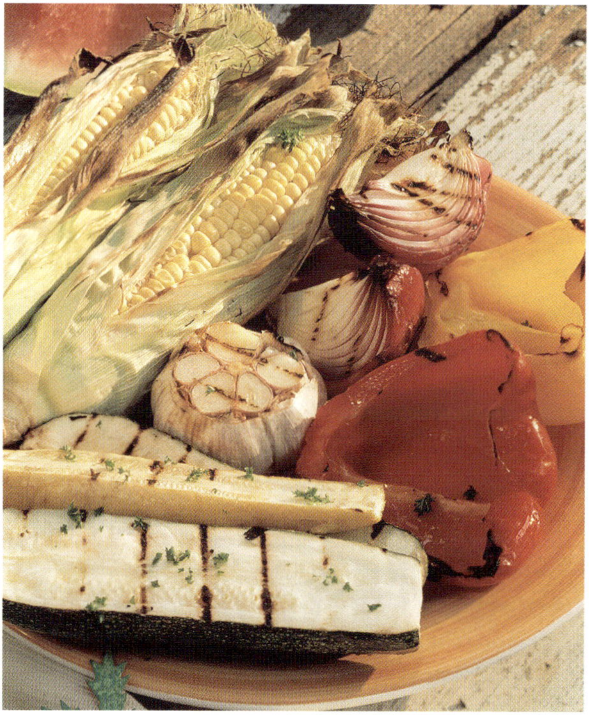

Ungünstig sind Fleisch und tierische Fette mit einem hohen Anteil an gesättigten Fettsäuren (Butter, Sahne, vollfetter Käse, Wurst, Eigelb).

Sehr günstig dagegen ist eine mediterrane Kost mit viel Gemüse, frischem Obst, Getreideprodukten, Fisch, Olivenöl, Vollkornprodukten, pflanzlichen Ölen mit hohem Anteil an ungesättigten Fettsäuren. Mit einer solchen Kost kann man einem Infarkt vorbeugen. Das ist vor allem für jene Menschen wichtig, die schon an Arteriosklerose leiden oder bereits einen Herzinfarkt hatten.

Wenn die Ernährungsumstellung die Cholesterinwerte nicht dauerhaft zu senken vermag, verordnet der Arzt Medikamente, so genannte Lipidsenker. Sie können, das haben viele Studien erwiesen, den Cholesterinspiegel senken. Dadurch senken sie auch die Sterblichkeit beim Herzinfarkt.

Die wichtigsten Lipidsenker sind Statine. Ihre Wirksamkeit beruht offensichtlich nicht nur auf dem cholesterinsenkenden Effekt, sondern auch darauf, dass sie in der Lage sind, die empfindliche Innenhaut der Blutgefäße vor dem Einreißen zu schützen. Außerdem tragen Statine dazu bei, dass sich Blutbestandteile nicht so leicht zusammenballen. Sie beugen also der gefährlichen Blutgerinnselbildung vor.

Sind die Triglyzeridwerte zusätzlich oder auch isoliert erhöht, veranlassen Ärzte bei ihren Patienten ebenfalls eine Lebensumstellung: Sie sollen Alkohol und gesättigte Fettsäuren aus Fleisch und Milchprodukten meiden. Ärzte raten zu mehreren kleinen Mahlzeiten am Tag, damit der Körper die Triglyzeride besser verwerten kann. Übergewicht soll abgebaut werden.

Auch Triglyzeride können mit Medikamenten, so genannten Fibraten, gesenkt werden. Sie werden meist nur verordnet, wenn die Triglyzeride sehr hoch sind.

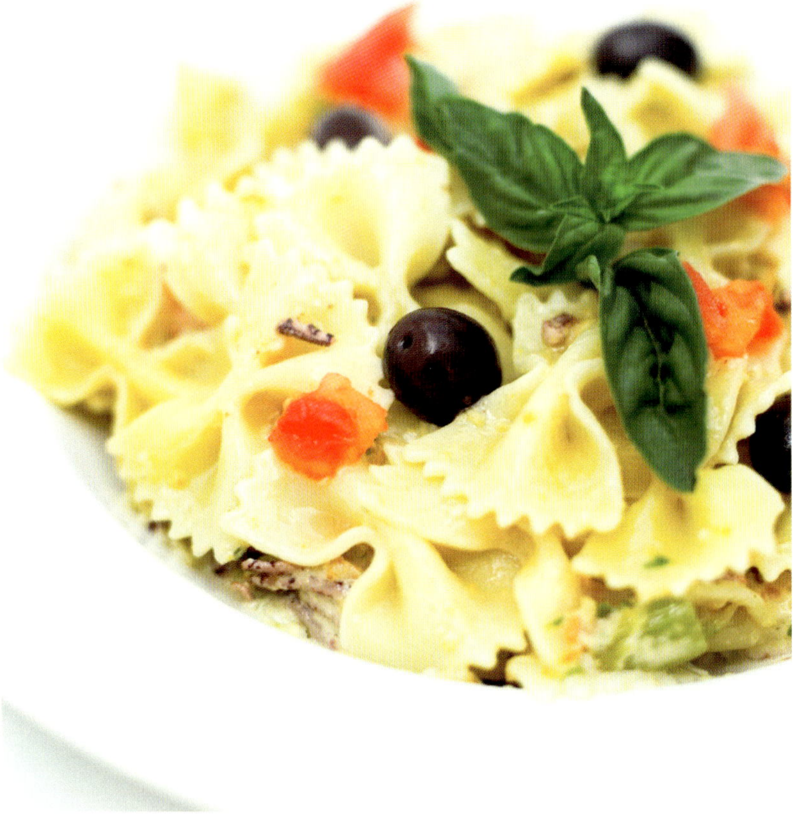

Visite-Interview

Cholesterinsenker – Wunderpillen mit Risiko?

Expertin: Prof. Dr. med. Elisabeth Steinhagen-Thiessen, Lehrstuhlinhaberin für Innere Medizin/Geriatrie, Virchowklinikum der Charité – Universitätsmedizin Berlin

Interviewpartnerin: Prof. Dr. med. Elisabeth Steinhagen-Thiessen, Stoffwechsel-Zentrum, Charité Universitätsmedizin Berlin, Campus Virchow, Augustenburger Platz 1, 13353 Berlin.

In den letzten Jahren hat vor allem eine Medikamentengruppe bei der Behandlung der Arteriosklerose und zur Vorbeugung eines Herzinfarktes an Bedeutung gewonnen: die Blutfettsenker Statine. Was macht sie heute in der Therapie so unentbehrlich?
Vereinfacht gesagt: Statine können Leben retten, können vor einem Herzinfarkt oder Gehirnschlag schützen. Für Patienten mit erhöhten Cholesterinwerten sind sie das Medikament der ersten Wahl. Denn erhöhte Blutfette müssen gesenkt werden, um einer entstehenden oder fortschreitenden Arteriosklerose Einhalt zu gebieten. Denn das schlechte Cholesterin, das LDL, fördert die gefährlichen Fettablagerungen in den Blutgefäßen, fördert die Bildung von Plaques, die letztlich zum Herzinfarkt führen können. Betroffen sind 8 Millionen Deutsche. Sie haben einen deutlich erhöhten Cholesterinspiegel und sind damit besonders herzinfarktgefährdet.

Wie wirken Statine?
Die Statine blockieren in der Leber ein für die Cholesterinbildung notwendiges Enzym. Ist es vermindert, wird in der Leber wenig Cholesterin produziert. Dadurch sinkt der LDL-Spiegel im Blut.
Gleichzeitig sinkt der Cholesteringehalt in den Leberzellen. Sie bekommen nun „Appetit" auf Cholesterin, nehmen vermehrt schädliches Cholesterin auf und entziehen es dem Blutkreislauf. Durch diese Wirkmechanismen sinkt der Cholesterinspiegel um 25 bis 40 Prozent, teilweise sogar um 60 Prozent. Und genau das kann Leben retten.

Statine sollen aber noch andere für Herz und Gefäße segensreiche Wirkungen haben …
Ja, sie verhindern zum Beispiel auch, dass sich die Innenwand der Blutgefäße entzündet und dass sich Blutbestandteile zusammenlagern. Ein zusätzlicher Schutz vor Arteriosklerose. In Studien konnte nachgewiesen werden, dass Statine einem Herzinfarkt vorbeugen können. Sie verlängern die Überlebenszeit nach einem Infarkt und schützen vor einem zweiten Infarkt. »

«

Doch ganz ohne Schatten ist das Image dieser Pillen nicht geblieben. Im Sommer 2001 sorgte das Statin Lipobay für negative Schlagzeilen ...
Dafür gab es damals konkrete Anhaltspunkte. Das Medikament Lipobay mit dem Wirkstoff Cerivastin wurde seit der Markteinführung 1997 weltweit von mehr als 6 Millionen Menschen mit Fettstoffwechselstörungen eingenommen. Im Jahre 2001 wurden dann mit dem Medikament über 100 Todesfälle in Verbindung gebracht, und so musste es vom Markt genommen werden.

Kann man denn die heute auf dem Markt befindlichen Cholesterinsenker ohne Bedenken einnehmen oder muss man mit Nebenwirkungen rechnen?
Auch bei den heute verordneten Blutfettsenkern sind unerwünschte Nebenwirkungen bekannt. So können Statine unter Umständen zu Störungen der Leberfunktion oder zu Muskelbeschwerden führen. Bei einer extremen Verlaufsform der Statin-Nebenwirkungen kann es sogar zur Zersetzung der Muskulatur kommen und in Folge auch zum Nierenversagen.

Das schreckt ja eher von der Einnahme ab!
Diese Nebenwirkungen sind äußerst selten. Zur Sicherheit aber empfehlen wir Ärzte unseren „Statin-Patienten“, schon bei leichten Muskelschmerzen oder anderen Begleiterscheinungen nach der Einnahme der Mittel den Arzt zu informieren.

Eine neue Superpille kombiniert zwei Wirkstoffe, die auf unterschiedliche Weise Cholesterin senken sollen ...
Das Mittel hemmt gleich zwei wichtige an der Cholesterinbildung beteiligte Mechanismen. Der Wirkstoff Ezetimib sorgt dafür, dass die Aufnahme von Cholesterin aus der Nahrung im Dünndarm gebremst wird. Und der Wirkstoff Simvastatin hemmt die körpereigene Cholesterinproduktion in der Leber. Beide Wirkstoffe ergänzen sich und stärken sich gegenseitig in der Wirkung. Betroffene, die bis dato nur einen der beiden Wirkstoffe eingenommen haben, können durch die Doppelwirkung ihren Cholesterinwert noch einmal um weitere 20 Prozent senken.

»

Es gibt viele Cholesterinsenker auf dem Markt. Besprechen Sie mit Ihrem Arzt, welches für Sie das richtige Präparat ist.

«

Das sind ja gute Aussichten. Kann man sich mit der Einnahme dieser Medikamente quasi von einer gesunden Lebensweise „freikaufen"?

Das wäre der größte Fehler. Die Mittel sollen wohl überlegt und nur nach eingehender Absprache mit dem Arzt eingenommen und nicht als Lifestyle-Droge missbraucht werden. Eine Statin-Therapie kann nicht die Rückendeckung für einen ungesunden Lebensstil sein. Medikamente sind immer das Mittel der zweiten Wahl, wenn nichts anderes mehr hilft. Denn jede Substanz, die wirkt, hat auch Nebenwirkungen!

Zunächst ist es für jeden Patienten mit Fettstoffwechselstörungen ein Muss, für eine gesunde Ernährung und ausreichend Bewegung zu sorgen – auch neben der Einnahme von Cholesterinsenkern.

3.4 Homocystein – ein neu entdeckter Risikofaktor im Blut

Homocystein ist eine Aminosäure, die sich bei jedem Menschen im Blut nachweisen lässt.

Es gibt eine Substanz, für die sich Mediziner seit einigen Jahren verstärkt interessieren: das Homocystein, eine Aminosäure, die sich im Blut nachweisen lässt. In vielen Studien hat sich gezeigt, dass bei einem erhöhter Homocysteinspiegel im Blut (über 15 µmol/l) das Risiko für Herzkrankheiten steigt. Diabetiker sind dabei besonders gefährdet.

Homocystein gilt deshalb seit kurzem als eigenständiger Risikofaktor für die Entstehung von Arteriosklerose und Herzinfarkt. Schon bei geringfügiger Erhöhung steigt die Gefahr, einen Herzinfarkt zu erleiden, um das Eineinhalb- bis Zweifache. Nach neuesten Erkenntnissen verstärkt ein Ansteigen des Homocysteinspiegels im Blut auch die Wirkung anderer Risikofaktoren.

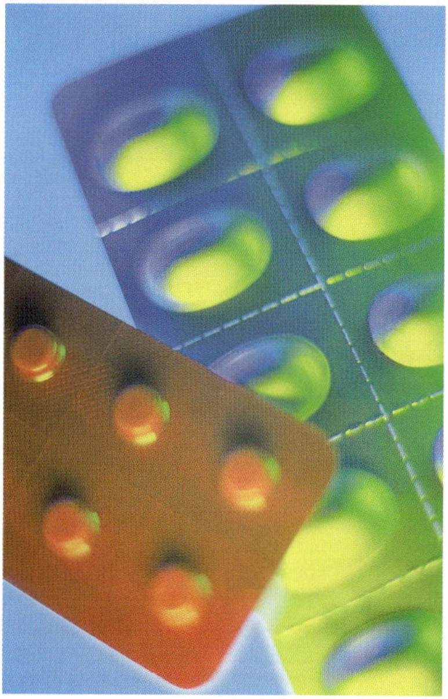

Was führt zu erhöhten Homocysteinwerten?

- Vitamin-B12-Mangel, der durch die Einnahme von Vitamin B12 verdrängenden Medikamenten, zum Beispiel Nitrate bei Herzkrankheiten, entsteht,
- Folsäuremangel,
- Mangel an Vitamin B6,
- Krebserkrankungen,
- Schilddrüsenunterfunktion,
- Diabetes,
- Einnahme von Medikamenten (Antiepileptika, die „Pille", Hormon-Ersatztherapie, schleimlösende Medikamente, L-Dopa bei Parkinson).
- Gefährdet sind außerdem generell Menschen in höherem Alter, Männer ab 60 Jahren und Frauen nach der Menopause.

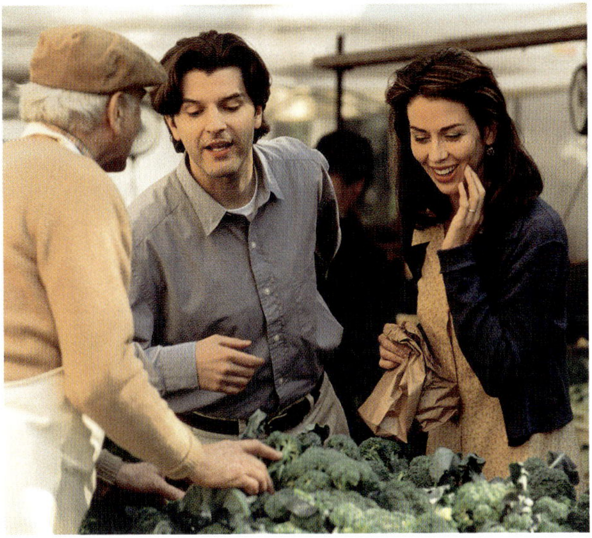

Wer von solchen Risikofaktoren betroffen ist, sollte beim Hausarzt den Homocysteinspiegel messen lassen. Ist der Wert erhöht, kann dagegen sehr schnell und unkompliziert etwas unternommen werden.

Denn Homocystein ist ein Zwischenprodukt unseres Stoffwechsels, das im gesunden Stoffwechsel innerhalb kurzer Zeit wieder abgebaut wird. Dazu aber benötigt der Organismus genügend Mengen an Vitamin B_6, Vitamin B_{12} und Folsäure. Bis auf wenige Ausnahmen sind hohe Homocysteinspiegel auf einen Mangel an diesen Vitaminen zurückzuführen. Die Therapie besteht also nur in einer genügenden Aufnahme dieser Vitamine, der Homocysteinspiegel sinkt infolgedessen ab.

Studien haben erwiesen, dass die Einnahme von Folsäure und B-Vitaminen nicht nur den Homocysteinspiegel, sondern auch das Risiko eines Herzinfarktes und anderer Gefäßerkrankungen senkt. Eine begonnene Arteriosklerose kann erwiesenermaßen durch die genannten Vitamine aufgehalten werden. 400 µg Folsäure täglich sollen das Risiko für Gefäßerkrankungen senken.

400 Mikrogramm Folsäure sollte jeder täglich aufnehmen, um das Risiko für Gefäßerkrankungen zu senken.

Folgende Lebensmittel enthalten Folsäure:

- Leber,
- Grünkohl, Rosenkohl, Feldsalat, Kohlrabi,
- Mehl,
- Magerquark,
- Apfelsinen.

Vitamin B_{12} ist in tierischen Produkten enthalten, vor allem in:

- Fleisch, Innereien (Leber, Herz),
- Fisch,
- Milch,
- Eiern.

Den Bedarf an Vitamin B_6 kann man decken durch:

- Fleisch,
- Gemüse wie Broccoli, Bohnen, Spinat,
- Kartoffeln,
- Bananen.

Besteht das Risiko eines erhöhten Homocysteinspiegels, sollte mit einer entsprechenden Vitamintherapie begonnen werden. Schaden kann die erhöhte Vitamingabe auf keinen Fall. Wenn man die notwendigen Vitaminmengen nicht mit einer entsprechenden Ernährung erreicht, können Nahrungsergänzungsmittel helfen.

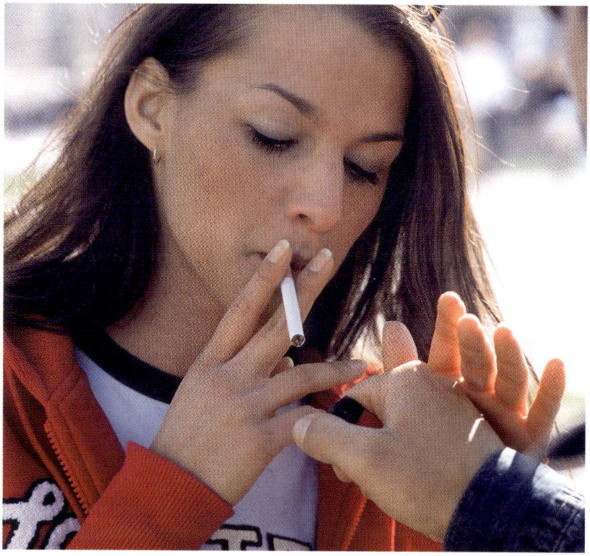

3.5 Rauchen

Rauchen schadet der Gesundheit, das ist schon lange eine gesicherte Erkenntnis. Jede Zigarette enthält Giftstoffe: Nikotin, Teer, Kohlenmonoxid. Das steht auf jeder Zigarettenschachtel, jeder weiß es. Trotzdem raucht jeder Dritte hierzulande. Und geht dabei schwere Risiken ein. Da die Giftstoffe in der Zigarette die Gefäßinnenwände angreifen, können sich dort leichter Ablagerungen bilden, die Entstehung von Arteriosklerose wird also begünstigt.

Zusätzlich verengt das Nikotin die Blutgefäße und führt zu Durchblutungsstörungen. Die Sauerstoffversorgung des Körpers wird gemindert, die Blutplättchen verkleben leichter. Das wiederum fördert die Bildung der gefährlichen Blutgerinnsel.

Nikotin hat aber noch viele weitere negative Eigenschaften. Es beschleunigt den Herzschlag. Die Blutgefäße ziehen sich zusammen, der Blutdruck steigt. Bei einem schon geschädigten Herzen ist das der letzte Anstoß zum Infarkt. Das Risiko, dass sich die wichtigen Herzarterien verschließen, ist bei Rauchern sechsmal höher als bei Nichtrauchern.

Visite-Tipp

Abgewöhnen, aber wie?

Wo ein Wille ist, ist auch ein Weg. Das heißt aber, der Wille ist das Entscheidende. Nur daraus schöpfen Sie die Kraft zum Durchhalten.

Nehmen Sie die Angebote wahr, die es inzwischen bei Krankenkassen, Ärzten oder an der Volkshochschule gibt. Nehmen Sie medizinische und psychologische Hilfe zum Abgewöhnen in Anspruch.

Es gibt auch ein Beratungstelefon „rauchfrei“ der Bundeszentrale für gesundheitliche Aufklärung (0221/8992031, Montag bis Donnerstag von 10 bis 22 Uhr, Freitag bis Sonntag von 10 bis 18 Uhr).

Sie bekommen dort Auskünfte über Raucherentwöhnungsprogramme und -gruppen in Ihrer Umgebung.

Auch das Deutsche Krebsforschungszentrum bietet Beratung, das „Rauchertelefon“, an. Dort gibt man Ihnen (von Montag bis Donnerstag von 15 bis 19 Uhr unter 06221/424200) ebenfalls Tipps zum Aufhören.

Hilfe aus der Apotheke besteht in Nikotinpflastern oder -kaugummis. Sie sollen in der ersten Zeit den Nikotinentzug für den Organismus abmildern. Bei Kaugummis gelangt Nikotin nach etwa 20 bis 30 Minuten über die Mundschleimhaut ins Blut. Innerhalb von zwei Stunden wird es abgebaut. Bei Pflastern erfolgt die Aufnahme langsamer, sie halten dafür 24 Stunden lang einen gleichmäßigen Nikotinspiegel.

Ganz harmlos sind die Präparate allerdings nicht. Gleichzeitiges Rauchen ist streng verboten, sonst kann es zu Vergiftungen kommen. Diese Hilfsmittel sind nur in der ersten Zeit des Abgewöhnens sinnvoll. Denn nach Wochen des Nichtrauchens kommt die Lust auf eine Zigarette aufgrund der Situation, in der man früher zum Glimmstängel gegriffen hat, und nicht aufgrund des Nikotinentzugs.

Bei der Anwendung der Mittel gibt es Einschränkungen. Wenn Sie zum Beispiel unter Angina Pectoris leiden, die sich verschlechtert, oder wenn Sie gerade einen Herzinfarkt überstanden oder Herzrhythmusstörungen haben, dürfen Sie weder Pflaster noch Kaugummis benutzen. Abzuraten ist auch, wenn Sie vor einiger Zeit einen Herzinfarkt hatten oder unter hohem Blutdruck und Diabetes leiden.

Für jeden dritten Deutschen über 15 Jahren gehört Rauchen zum Alltag. Jährlich sterben mehr als 110.000 Menschen an den Folgen des Tabakkonsums.

Unterstützung für ein rauchfreies Leben bietet die Atem-Reha in Hamburg (im Internet unter: www.atemreha.de).

Um sich das Rauchen abzugewöhnen, braucht man Motivation, einen starken Willen, das passende Konzept und Unterstützung.

Kommen noch andere Risiken hinzu (zum Beispiel Diabetes oder Übergewicht), erhöht sich die Gefahr. Sie ist dann zehnmal höher. Nicht mehr rauchen ist schwer, verlängert aber unter Umständen das Leben. Schon nach zwei Jahren ist das Herzinfarktrisiko deutlich gesunken. Und bereits nach 24 Stunden beginnt das Risiko für den plötzlichen Herztod zu sinken. Nach 15 Jahren ist das Risiko für einen Herzinfarkt nicht größer als bei Nichtrauchern.

3.6 Übergewicht und Bewegungsmangel

Übergewicht ist gefährlicher als mancher denkt. Denn bei Übergewichtigen muss das Herz ständig Mehrarbeit leisten, um das Fettgewebe ausreichend mit Blut zu versorgen. Wissenschaftler gehen heute davon aus, dass die Fettzellen bei starker Gewichtszunahme vermehrt Substanzen bilden, die Krankheiten auslösen können. Einige dieser Substanzen haben die Ausschüttung des Hormons Aldosteron zur Folge, das für die Erhöhung des Blutdrucks verantwortlich ist. Auf diese Weise belastet das Zuviel an Gewicht auch das Herz. Folgen können Angina Pectoris, Herzinfarkt und chronische Herzschwäche sein. Gefährlich sind vor allem die Fettdepots um Bauch und Taille. Wenn der Bauchumfang zunimmt, ist das immer ein Warnsignal. Dann hat sich rund um die inneren Organe Fett abgelagert. Der Bauchumfang ist dabei ein guter Maßstab für das innere Bauchfett und das Herz-Kreislauf-Risiko. Überschreitet der Taillenumfang bei Männern 102 cm heißt es – Risiko. Bei Frauen liegt der kritische Wert schon bei einem Bauchumfang von 88 cm.

Visite-Info

Achtung Frauen

Die Antibaby-Pille erhöht das Risiko für Herz-Kreislauf-Krankheiten. Studien haben gezeigt, dass vor allem jene Frauen gefährdet sind, die die Pille nehmen, über 35 sind, rauchen, Übergewicht und hohen Blutdruck haben. Rauchen steigert das Infarktrisiko sogar drastisch! Dabei ist offensichtlich nicht die Arteriosklerose die Gefahr; oft zeigen sich keine Veränderungen in den Herzkranzgefäßen bei Pillenkonsumentinnen mit Herzinfarkt. Alleinige Infarktursache war bei den untersuchten Patientinnen ein Gerinnsel in den Herzkrangefäßen. Das heißt, durch die Kombination von Antibabypille, Rauchen, Übergewicht und hohem Blutdruck steigt vor allem die Gefahr der Gerinnselbildung.

Bewegungsmangel ist fast ebenso problematisch wie Übergewicht. Und es trifft fast jeden. Die Bewegungsunlust ist dann besonders gefährlich, wenn noch andere Risikofaktoren wie Rauchen und Übergewicht hinzukommen.

Visite-Info

Das multiplizierte Risiko

Wer mit mehreren Risikofaktoren lebt, führt ein äußerst gefährliches Leben.
Über 20 Zigaretten pro Tag zusammen mit einem zu hohen Cholesterinspiegel versechsfachen das Risiko eines Herzinfarkts. Kommt dann noch ein hoher Blutdruck hinzu, ergibt das ein neunfaches Risiko.

Wer dagegen den inneren Schweinehund überwindet und regelmäßig Sport treibt, kann umgekehrt viele Risikofaktoren minimieren. Schon bei normalem, regelmäßigem Training regulieren sich erhöhte Blutdruck-, Cholesterin- und Blutzuckerwerte. Das Gewicht wird zudem reduziert, der Körper baut Stresshormone ab. Nicht umsonst wird während der Anschlussheilbehandlung nach einem Herzinfarkt so viel Wert auf Sport gelegt. Dort lernt man auch, entsprechend dem Gesundheitszustand und dem Alter zu trainieren. Herzgesund Sport treiben heißt drei- bis viermal pro Woche eine halbe Stunde wandern, schwimmen, joggen oder Fahrrad fahren.

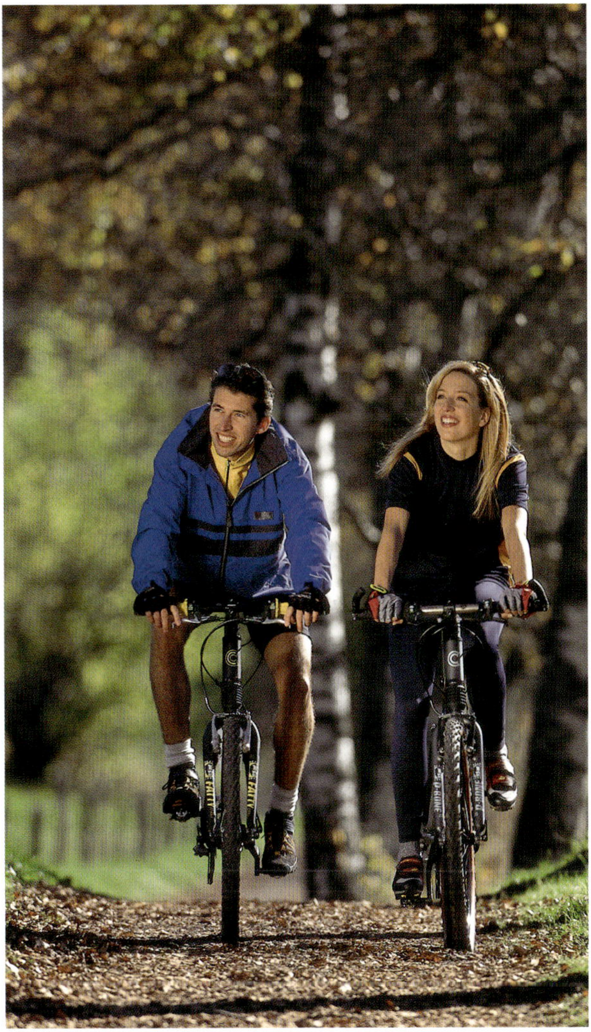

3.7 Arteriosklerose

Die Arterienverkalkung (Arteriosklerose) ist eines der Hauptrisiken des Herzinfarkts. Der Name macht deutlich, was bei dieser Erkrankung passiert: Die Arterien verhärten sich, indem sich an der Gefäßwand Fett und Kalk ablagern. An einigen Stellen können die Ablagerungen so dick werden, dass sie den Querschnitt der Blutgefäße stark einengen und den Blutfluss einschränken. Die Versorgung mit Nährstoffen und Sauerstoff wird dann für jene Organe problematisch, die von den betroffenen Gefäßen versorgt werden. Besonders gefährlich wird es, wenn es sich dabei um die Herzkranzgefäße handelt, denn ein Herzinfarkt kann die Folge sein. Die Risikofaktoren der Arteriosklerose sind bekannt: falsche Ernährung, Bewegungsmangel, Rauchen.

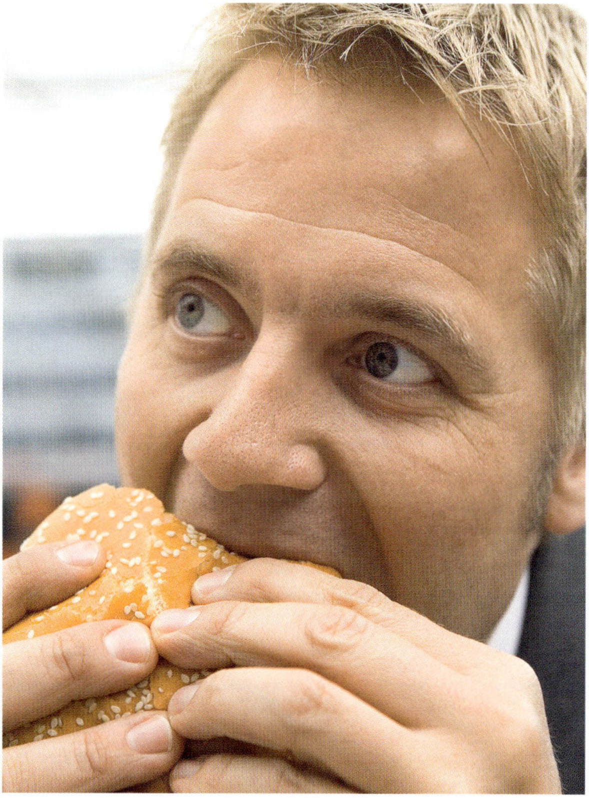

Auch von einer fortschreitenden Arterienverkalkung merkt man zunächst kaum etwas. Sie entwickelt sich über Jahre oder Jahrzehnte, die Gefäße leiden still. Bemerkbar wird die Erkrankung oft erst, wenn es zu Folgeerkrankungen wie Herzinfarkt oder Schlaganfall kommt.

Ursachen

Die Ursachen für die gefährliche Erkrankung sind noch immer nicht vollständig geklärt. Wie bilden sich die Ablagerungen in den Gefäßen, wie beginnt der Prozess? Diese Fragen vor allem beschäftigen seit Jahren die Wissenschaftler. Sehr wahrscheinlich ist, dass die gefährliche Krankheit mit einer Verletzung der Aderinnenhaut beginnt. Auslöser dafür wiederum kann ein zu hoher Blutdruck oder das Rauchen sein.

Nach dieser initialen Verletzung beginnt eine Kaskade krankhafter Prozesse. Die Verletzung wiederum provoziert eine entzündliche Reaktion. Abwehrzellen nehmen dabei „böses" Cholesterin, das LDL, aus dem Blut auf. Das ist angereichert mit so genannten freien Radikalen, aggressiven Sauerstoffmolekülen, die die Zellwand zusätzlich schädigen. Mit der Zeit lagert sich immer mehr Cholesterin in die Aderwand ein.

Als Reaktion auf die Verletzung kann auch eine Vermehrung von Muskelfasern unter der Innenverkleidung der Adern entstehen. Des Weiteren ballen sich die Blutplättchen an den aufgerissenen Stellen zusammen und bleiben dort haften. So bildet sich allmählich aus all dem eine Verdickung, wo sich auch Kalk einlagern kann. Die Krusten werden in der medizinischen Fachsprache „Plaques" genannt. Sie können hart oder weich sein.

Wie Sie eine Arteriosklerose behandeln können, finden Sie auf Seite 46.

Visite-Interview

Visite – natürlich gesund

Pflanzenextrakt gegen Arteriosklerose

Experte: Prof. Dr. med. Günter Siegel, Institut für Physiologie der Freien Universität Berlin und Vizepräsident der Deutschen Gesellschaft für Arterioskleroseforschung

Sie wollten wissen, ob Ginkgo, dem durchblutungsfördernde Eigenschaften nachgesagt werden, auch die Arteriosklerose beeinflussen kann. Wie sind Sie darauf gekommen?

Ginkgo-Extrakte verbessern, das ist bereits nachgewiesen, die Fließeigenschaften des Blutes und fördern die Durchblutung, vor allem im Bereich der Mikrozirkulation, d. h. in den kleinsten Gefäßen. Und dort hemmen sie auch die Verklumpung der Blutplättchen. Nicht unwesentlich, wenn es um die Vorbeugung des Herzinfarktes geht. Ferner wurde bereits nachgewiesen, dass ein Ginkgo-Spezialextrakt gute Radikalfängereigenschaften besitzt. Das heißt, bestimmte Inhaltsstoffe des Ginkgos können aggressive Sauerstoffmoleküle wegfangen. Diese aggressiven Radikale stehen im Brennpunkt der Diskussion, wenn es um die Entstehung der Arteriosklerose geht. Man weiß inzwischen, dass sie eine wesentliche Rolle beim Angriff auf Gefäßwände und Blutfette spielen. Die zarte Innenauskleidung der Gefäße wird durch die Attacke beschädigt, das schlechte LDL-Cholesterin oxidiert und wird noch aggressiver bei seiner Wechselwirkung mit der Arterienwand. Diese reagiert schließlich mit einer Entzündungsreaktion und der Entstehung der gefährlichen Plaques. Nun stellte sich ganz natürlich die Frage, ob ein Pflanzenextrakt, der Radikale wegfangen kann, letztlich auch beim Verhindern der Arteriosklerose eine Rolle spielen könnte. »

Interviewpartner: Prof. Dr. med. Günter Siegel, Institut für Physiologie der FU Berlin, Charité Universitätsmedizin Berlin, Campus Benjamin Franklin, Arnimallee 22, 14195 Berlin.

«

Untersucht haben Sie den Rökan-Ginkgoextrakt an Hochrisikopatienten, Patienten, die sich wegen einer lebensbedrohlichen Verengung der Herzkranzgefäße einer Bypass-Operation unterziehen mussten. Was war das Ergebnis?
Die Patienten bekamen täglich zweimal 120 mg des Rökan-Ginkgoextraktes über zwei Monate. Danach hatte sich das Risiko, die allererste Stufe einer Arterienverkalkung auszubilden (also die winzigen Nanoplaques) um zwölf Prozent reduziert. Und die gebildeten Plaques waren kleiner als vor der Therapie. Außerdem konnten wir eine Konzentrationserhöhung von Substanzen im Blut der Patienten nachweisen, die durch ihre gefäßerweiternde Wirkung für eine bessere Durchblutung sorgen.

Das können andere Medikamente aber auch ...
Ja, man erreicht diese Effekte zwar auch auf andere Weise, zum Beispiel mit synthetischen Medikamenten wie Statinen. Der große Unterschied ist aber, dass der Ginkgo-Extrakt keinerlei Nebenwirkungen zeigte, er ist also sehr gut verträglich und könnte deshalb auch zur Prophylaxe von Arteriosklerose eingesetzt werden. ■

Die Ablagerungen werden immer dicker und mit der Zeit entsteht ein unregelmäßig geformtes Gebilde, das in die Ader hineinragt. Immer mehr Blutbestandteile bleiben daran hängen. Sie verengen das Gefäß immer mehr, bis es dicht ist und das Blut nicht mehr fließen kann. Das Gewebe, das von diesem betroffenen Gefäß versorgt wird, gerät in akute Sauerstoffnot und kann, wenn das Gefäß nicht rechtzeitig operativ geöffnet wird, absterben. Handelt es sich dabei um Herzgewebe, spricht man von einem Herzinfarkt.

Aber die alten, festen Ablagerungen, die das Gefäß allmählich verschließen, stellen nicht die einzige Gefahr dar. Die kleinen, dünnen Ablagerungen können leichter einreißen bzw. die feine Haut, die den eingelagerten „Gefäßmüll" abdeckt. Der Inhalt quillt heraus, er „lockt" Blutplättchen an, und eine tödliche Mischung entsteht. Denn es bildet sich ein Gerinnsel, das nur lose mit den Plaques verbunden ist, also jederzeit abreißen, vom Blut weitertransportiert werden und an anderer Stelle ein Gefäß verstopfen kann.

Behandelt wird die Arteriosklerose am besten durch eine gesunde Lebensweise: nicht rauchen, gesunde Ernährung, ausreichende Bewegung. Sind die Risikofaktoren schon krankhaft ausgeprägt, werden Ärzte Medikamente zur Senkung des Blutdrucks und des Cholesterinspiegels sowie solche einsetzen, die eine Zusammenballung der Blutplättchen erschweren. Vor allem die Azetylsalizylsäure (ASS) hat eine solche Wirkung.

3.8 Koronare Herzkrankheit

3.8.1 Koronare Herzkrankheit – was ist das?

Die koronare Herzkrankheit ist ein besonderer Risikofaktor, wenn es um den Herzinfarkt geht. Sie gehört nicht zu den klassischen Faktoren, weil sie selbst schon eine Krankheit ist. Es geht also nicht mehr darum, etwas auszuschalten, bevor es ernst wird. Es ist bereits ernst geworden, es ist aber noch nicht zur Katastrophe gekommen. Die koronare Herzkrankheit ist ein letztes Warnsignal des Körpers. Spätestens jetzt muss etwas getan werden, um einem Herzinfarkt vorzubeugen.

Die Diagnose „koronare Herzkrankheit" stellen Ärzte, wenn es zu Durchblutungsstörungen in den Herzkranzgefäßen gekommen ist. Meist beruhen sie auf Arteriosklerose in diesen Gefäßen. Je nachdem welches Gefäßsystem betroffen ist, sind Abschnitte des Herzmuskels bereits unterversorgt.

Die Engstellen in den Herzkranzgefäßen können Beschwerden auslösen, die sich aber oft erst bemerkbar machen, wenn die Arterien schon um mindestens 70 Prozent verengt sind. Die typischen Beschwerden der koronaren Herzkrankheit nennen sich Angina-Pectoris-Beschwerden. Es sind starke Schmerzen im Brustbereich, ein Engegefühl, das vor allem bei Belastungen auftritt. Wer aber darunter leidet, ist nicht unbedingt stärker herzinfarktgefährdet als diejenigen, die keine Beschwerden verspüren. Denn die Symptome werden meist durch die harten Plaques in den Gefäßen verursacht, also die festen, stabilen Kalk- und Fettansammlungen an den Gefäßwänden, die seltener aufbrechen und meist in einem jahrelangen Prozess dicker werden. Der Organismus findet in dieser Zeit meist Kompensationsmöglichkei-

Die kleinen, weichen Ablagerungen in den Gefäßen bergen ständig die Gefahr eines Herzinfarktes.

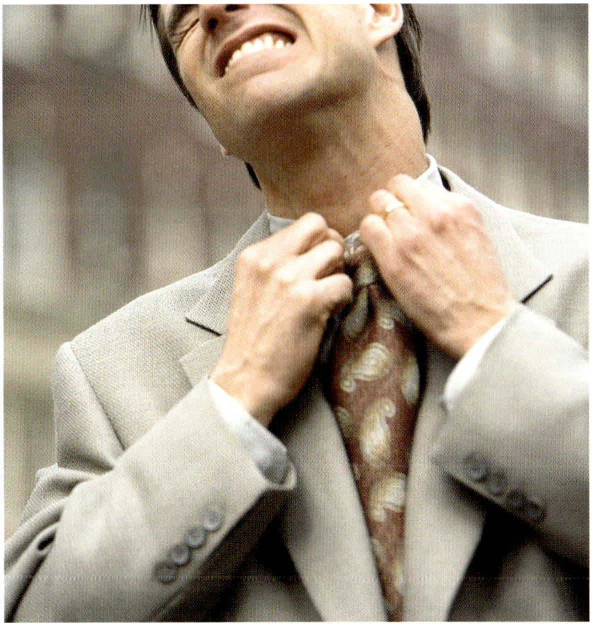

ten, bildet sogar manchmal Umgehungsadern, um die Versorgungsengpässe auszugleichen.

3.8.2 Diagnose der koronaren Herzkrankheit

Wer mit Angina-Pectoris-Beschwerden zum Arzt kommt, wird zunächst einmal nach seiner Krankengeschichte, detailliert nach Beschwerden befragt, auch nach solchen, die der Betroffene zunächst für unwichtig hält. Diese Befragung und die richtige Deutung der Symptome sind entscheidende Schritte zur Diagnose. Eine körperliche Untersuchung einschließlich Blutbild und Abhören des Herzens schließen sich an. Aber oft ist Letzteres nicht sehr aussagekräftig. Um die Diagnose koronare Herzkrankheit zu sichern, sind weitere Untersuchungen notwendig. Hierzu zählen:

- das EKG,
- die Echokardiografie,
- der Herzkatheter,
- die Computertomografie.

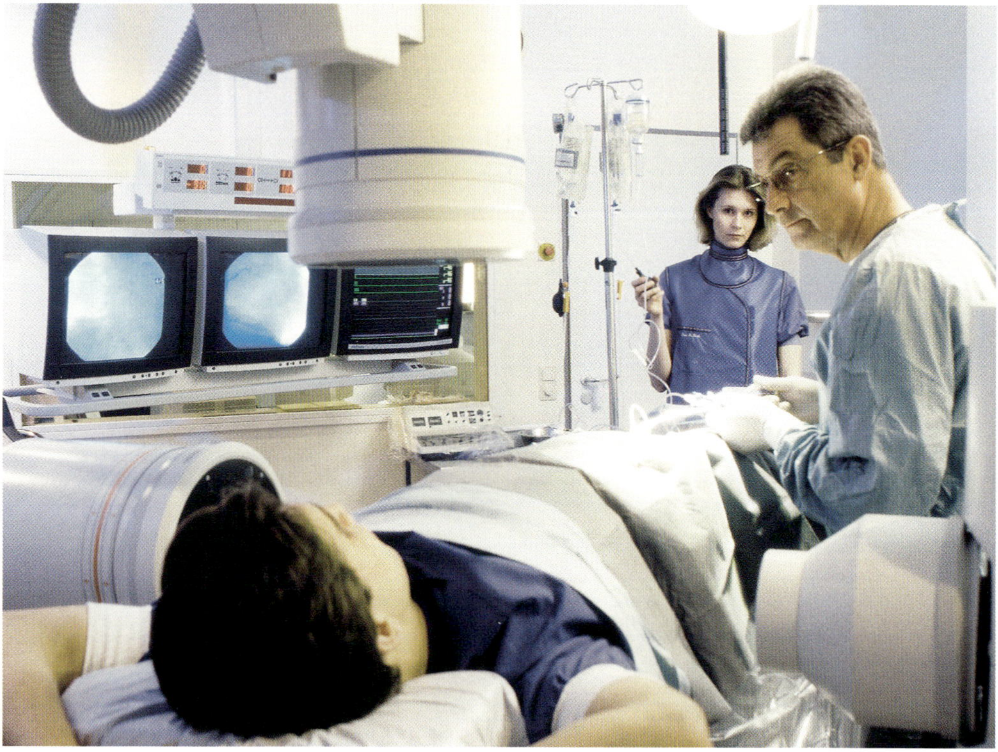

Das EKG

Das EKG (Elektrokardiogramm) stellt die elektrische Aktivität des Herzens dar. Man unterscheidet das Ruhe-EKG, wenn der Patient ohne Belastung ist, von einem Belastungs-EKG, bei dem der Patient körperlich aktiv ist.

Bei Patienten mit Verdacht auf koronare Herzkrankheit ist das Ruhe-EKG jedoch in den meisten Fällen unauffällig, es sei denn, es wird zufällig während eines Angina-Pectoris-Anfalls aufgezeichnet. Ein Belastungs-EKG ist aussagekräftiger: Durchblutungsstörungen am Herzmuskel lassen sich gut erkennen, die bei Einengungen der Gefäße um 70 Prozent typisch sind. Ein Belastungs-EKG ist jedoch nicht immer durchführbar, zum Beispiel, wenn der Patient erst kürzlich einen Herzinfarkt erlitten hat.

Ist ein Belastungs-EKG nicht möglich und sagt ein Ruhe-EKG nichts aus, wenden Kardiologen oft eine so genannte Stressechokardiografie an. Hier gibt der Kardiologe ein Medikament, das künstlich Stress erzeugt. Dann überprüft er die Wandbewegungen des Herzmuskels mit dem Ultraschallgerät. Diese Bewegungen können Hinweise geben auf Durchblutungsstörungen der Herzkranzgefäße.

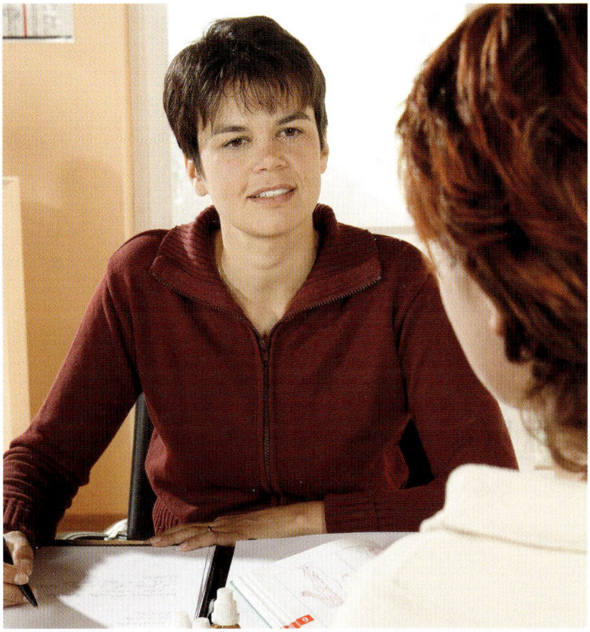

Echokardiografie

Sehr wenig belastend ist die Untersuchung des Herzens mit Ultraschall, die Echokardiografie. Der Kardiologe erhält dabei viele Informationen über die Größe der Herzhöhle, über Beweglichkeit und Dicke der Herzwände, über Narben und Bewegungsstörungen nach einem Infarkt, über die Beschaffenheit und Funktion der Herzklappen. Die Echokardiografie ist inzwischen eine Routineuntersuchung. Bei der koronaren Herzkrankheit allerdings sieht der Arzt mit dieser Untersuchungsmethode nicht unbedingt typische Veränderungen, da die inneren Herzgefäße nicht sichtbar werden. Andere Herzerkrankungen aber können auf diese unkomplizierte Weise ausgeschlossen werden.

Mit dem Echokardiogramm lässt sich gut feststellen, ob der Herzmuskel nach einem Infarkt vergrößert ist.

Das nuklearmedizinische Verfahren, das die Durchblutung des Herzmuskels sichtbar macht, heißt Myokardszintigrafie.

Herzkatheter

Mit dieser Methode lassen sich zumindest die gravierenderen Veränderungen und Verengungen in den Herzkranzgefäßen feststellen und eine koronare Herzkrankheit bestätigen oder ausschließen. Der Nachteil der Methode: Sie ist invasiv, das heißt, um die Gefäße sichtbar zu machen, ist ein Eingriff notwendig.

Bei der Herzkatheteruntersuchung schiebt der Arzt einen sehr biegsamen und sehr dünnen Katheter von der Arterie in der Leiste oder im Arm aus über die Aorta in die Herzkranzgefäße. Während des gesamten Eingriffs ist der Patient bei vollem Bewusstsein. Zur Kontrolle beobachtet der Arzt sein Vorgehen über einen Monitor, auf dem ein Röntgenbild den Weg des Katheters abbildet. Liegt der Katheter richtig, spritzt der Arzt einige Milliliter Kontrastmittel in die Koronararterien. Dadurch erscheinen die Herzgefäße mit all ihren Verzweigungen auf dem Bildschirm. Kontinuierlich werden Röntgenaufnahmen gemacht. Größere Engstellen in den Gefäßen können mit der Untersuchung gut erkannt werden.

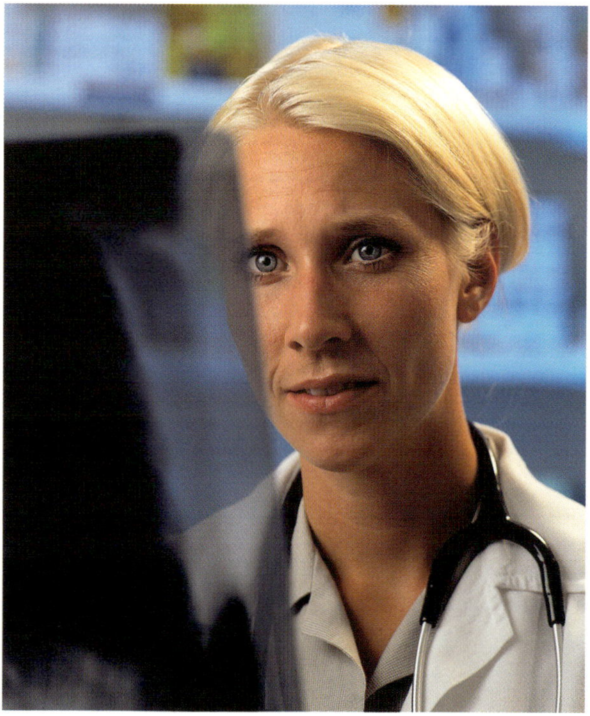

Nuklearmedizinische Methoden

Mitunter zeigt sich bei der Herzkatheteruntersuchung zwar eine Engstelle. Aber es bleibt unklar, ob diese die Durchblutung des Herzmuskels tatsächlich beeinträchtigt. Die Ärzte werden dann unter Umständen eine nuklearmedizinische Untersuchung veranlassen. Dabei werden dem Patienten kurzlebige radioaktive Substanzen ins Blut gespritzt. Die Verteilung dieser Substanz im Herzen wird mit speziellen Kameras beobachtet. In gut durchbluteten Arealen des Herzmuskels sammelt sich dabei mehr Markierungssubstanz als in schlecht durchbluteten.

Die Ärzte können sehen, ob und wo Durchblutungsstörungen die Funktion des Herzmuskels beeinträchtigen. Auch nach einem Infarkt wird durch dieses Verfahren deutlich, ob es Herzmuskelzellen gibt, die im Randbereich einer Infarktnarbe noch lebensfähig sind. So lässt sich beurteilen, ob eine weitere Operation (Ballondilatation → 6.5.1) oder Bypassoperation (→ 6.5.4)) überhaupt erfolgversprechend ist. Untersucht wird sowohl in Ruhe als auch unter Belastung.

Computertomografie

Die Computertomografie hat sich erst in den letzten Jahren soweit entwickelt, dass auch Strukturen des Herzens beurteilt werden können. Die Einblicke sind aber derzeit auf einige große Koronararterien beschränkt. Es kann auch kontrolliert werden, ob Bypässe nach einer Operation noch offen sind.

Mit der Computertomografie können inzwischen jedoch nicht nur die Herzkranzgefäße dargestellt, sondern auch der Kalkgehalt in den Gefäßen bestimmt werden. Dieser so genannte Kalkscore soll das Ausmaß der koronaren Herzkrankheit anzeigen. Je höher dieser Score, desto höher soll das Infarktrisiko sein. Das stimmt aber nicht immer: Arteriosklerotische Veränderungen enthalten zwar Kalk, aber der Kalkgehalt alleine sagt nichts aus über den Grad der Einengung und schon gar nichts über die weichen, kleinen, aber viel gefährlicheren Ablagerungen. Sobald der Patient ein Engegefühl und deutliche Symptome einer koronaren Herzkrankheit verspürt, ist ein Computertomogramm überflüssig. Es wird zudem derzeit nicht von den Kassen bezahlt. Als private Leistung kostet es zwischen 250 und 350 Euro. Da aber nur bedingt Aussagen über den Zustand der Herzkranzgefäße möglich sind, sollte man das Geld lieber sparen.

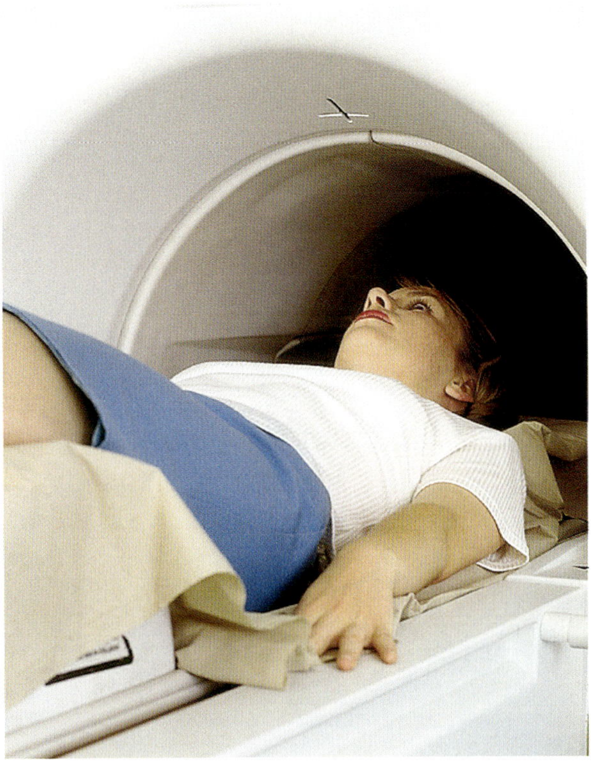

Neue Untersuchungsmethoden

Trotz all dieser Untersuchungsmöglichkeiten gelingt es nach wie vor nur bei 60 Prozent der herzinfarktgefährdeten Menschen, die drohende Gefahr vor dem Eintreten der Katastrophe zu ermitteln. Die anderen spüren nichts, und die verengten Gefäße kann man weder im EKG noch im Blutbild sehen. Mit einem Herzkatheter werden nur größere Verengungen sichtbar. Wissenschaftler und Ärzte versuchen deshalb, den kleinen unscheinbaren, weichen Plaques in

www.dgk.org. Auf der Website der Deutschen Gesellschaft für Kardiologie finden Sie alle Kliniken, die über spezielle diagnostische Möglichkeiten, wie z. B. das Herz-MRT verfügen. Wählen Sie das Stichwort „Herzführer“.

den Gefäßen auf die Spur zu kommen. Jenen Plaques, die keine Beschwerden machen, die aber plötzlich aufreißen und einen Herzinfarkt verursachen können.

Eine Methode, mit der Ärzte die drohende Gefahr rechtzeitig erkennen können, ist der intravaskuläre Ultraschall. Bei diesem Verfahren wird über einen Herzkatheter eine winzige Ultraschallsonde in eine Herzkranzarterie eingeführt. Es entsteht ein dreidimensionales Bild, mit dem die weichen, instabilen Plaques sichtbar gemacht werden. Das Verfahren ist sehr teuer. Es wird derzeit vor allem bei Patienten eingesetzt, die an mindestens zwei der klassischen Risikofaktoren wie Bluthochdruck und erhöhtem Cholesterinspiegel leiden.

Geforscht wird auch an nicht invasiven bildgebenden Verfahren, also an Diagnostikmethoden, bei denen kein Eingriff zur Sichtbarmachung der Plaques notwendig ist. Eine Möglichkeit könnte in Zukunft die Elektronenstrahltomografie sein, eine spezielle Computertomografie. Auf den Bildern kann man in kürzester Zeit auch winzige kalkhaltige Ablagerungen ermitteln. Bei der ultraschnellen Computertomografie können Einengungen in den Herzkranzgefäßen ohne Katheter sichtbar gemacht werden. Und das oft Jahrzehnte vor einer Verengung der Gefäße, also in einem sehr frühen Stadium.

Auch eine Kernspin- bzw. Magnetresonanztomografie (MRT) kann hilfreich sein. Sie kann die Durchblutung des Herzmuskels in Ruhe sowie unter Belastung (Stress-MR) sichtbar machen. Erfassbar sind Herzfunktion, Durchblutung des Herzmuskels und die Vitalität des Herzmuskels in einem einzigen Untersuchungsgang.

Gut zu beurteilen sind auch Infarktzonen: Wo ist der Muskel geschwächt? Wo ist er bereits völlig abgestorben? Die Blutgefäße sind darstellbar einschließlich kleinerer Ablagerungen. Ein MRT kann die Katheteruntersuchung zum Teil ersetzen.

In Studien wird der Untersuchungsmethode eine große Zukunft gegeben. Sie könnte einmal genau jene gefährlichen Plaques sicher aufspüren, die zum Aufbrechen neigen. Die entsprechenden Stellen ließen sich dann mit einem Stent, einer Gefäßstütze (→ 6.5.2), versorgen oder versiegeln und viele Infarkte könnten verhindert werden.

Noch aber sind dem Einsatz der

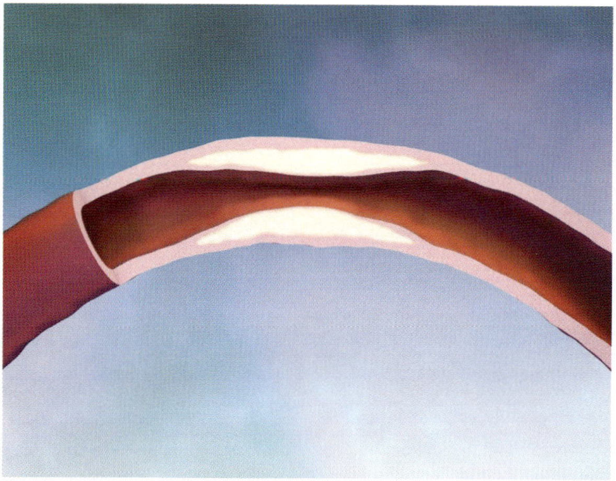

neuen Geräte enge Grenzen gesetzt. Denn Studien belegen zwar, dass sowohl die ultraschnelle Computer- als auch die Magnetresonanztomografie gut zur gezielten Herzinfarktvorsorge (zum Beispiel bei Risikopatienten) einsetzbar wären. Noch wird aber diskutiert, wann es sinnvoll und vor allem bezahlbar ist, diese aufwendigen Verfahren einzusetzen. Sie sind sehr teuer, und die Geräte derzeit nur in einigen wenigen Kliniken vorhanden. Sie gehören deshalb noch nicht zu den Routineuntersuchungen.

3.9 Angina Pectoris

Angina Pectoris ist keine Krankheit, sondern ein Symptom der koronaren Herzkrankheit, ein Anzeichen für eine Durchblutungsstörung, eine Minderdurchblutung in den Herzkranzgefäßen. Diese Minderdurchblutung wird durch eine Verengung der Gefäße von über 50 Prozent verursacht. Die Blutmenge, die dann noch die Herzkranzgefäße durchströmt, reicht zwar aus, um den Herzmuskel in Ruhe zu versorgen. Bei körperlichen Belastungen aber braucht der Herzmuskel mehr Blut, als die verengten Herzkranzgefäße liefern können. Solche Belastungen sind Treppensteigen, Bergsteigen, Tragen von schweren Taschen, seelische Belastungen, Ärger, Kummer, freudige Ereignisse, allzu opulente Mahlzeiten, Pressen beim Stuhlgang (Hämorrhoiden), Hustenanfälle, Stress, Sex oder auch die ersten Schritte im Freien in den Wintermonaten.

Durch die Belastung werden folgende Beschwerden ausgelöst: Engegefühl in der Brust, als drücke einem jemand den Brustkorb zusammen, als liege einem eine zentnerschwere Last auf der Brust.

Es kommt zu Luftnot, diffusen Ängsten, Brennen in der Brust, einem Schmerz, der in den linken Arm aus-

Agina Pectoris ist ein lateinischer Fachbegriff und bedeutet Brustenge (angina = Engegefühl, pectus = Brust).

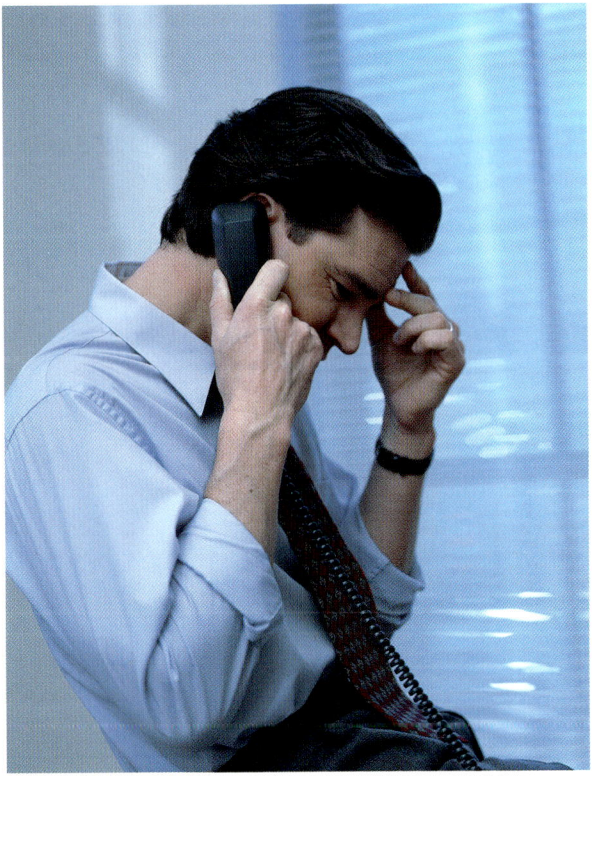

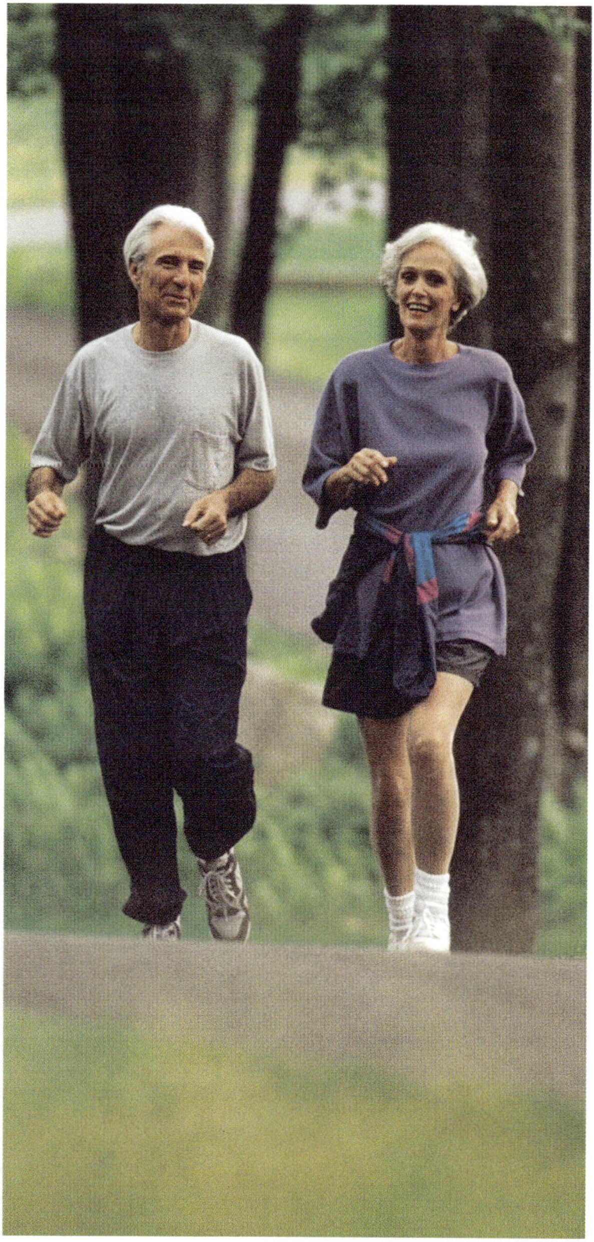

strahlt, zu dumpfen oder brennenden Schmerzen. Es entsteht ein Beklemmungsgefühl, das den Hals einschnürt. Typisch sind auch: Schwindel, Unwohlsein, Übelkeit, Luftnot in der Nacht, die sich im Sitzen am offenen Fenster bessert. All das kann den Sauerstoffmangel am Herzen anzeigen. Die Schmerzen und die Beschwerden erzwingen eine Pause, ein Stehenbleiben. Unterbricht der Betroffene dann die momen-

Visite-Info

Achtung Frauen

Frauen haben oft andere Angina-Pectoris-Beschwerden wie Männer: Schmerzen im Unterkiefer, im Oberbauch, in der Brust, im Rücken. Sie wissen oft nicht, dass daran Durchblutungsstörungen Schuld sein könnten. Sie denken an Überlastung, Stress, Zahnprobleme, Verspannungen und gehen oft erst gar nicht zum Arzt. So wird die koronare Herzkrankheit oft jahrelang verschleppt. Es kommt scheinbar aus heiterem Himmel zum Infarkt, der durch rechtzeitiges Handeln und Behandeln hätte vermieden werden können. Gehen Sie deshalb bei den beschriebenen Symptomen rechtzeitig zur Herzuntersuchung!

tane Anstrengung, verschwinden die Beschwerden innerhalb weniger Minuten. Nach dem Anfall fühlt sich der Patient wieder wohl. Unter Umständen empfiehlt der Arzt, während des Anfalls ein Nitropräparat einzunehmen. Werden die Beschwerden tatsächlich durch eine Minderdurchblutung am Herzen ausgelöst, hilft dieses Medikament innerhalb weniger Minuten und lindert die Beschwerden.

Stabile und instabile Angina Pectoris

Kommt es in regelmäßigen Abständen immer wieder bei Belastungen zu den beschriebenen Beschwerden und sind die Symptome gleich bleibend stark, sprechen Ärzte von einer stabilen Angina Pectoris. Sie wird zunächst mit Medikamenten behandelt. Akute Beschwerden kann man durch Nitropräparate lindern. Sie verringern sehr schnell den Sauerstoffbedarf des Herzens. Es gibt diese Mittel als Kapseln oder Spray. Die Substanz gelangt dabei über die Mundschleimhaut sofort ins Blut. Das Mittel sollte stets griffbereit sein.

Um die Beschwerden zu lindern und einem Herzinfarkt vorzubeugen, werden auch Thrombozytenaggregationshemmer (verhindern die Zusammen-

Die instabile Angina Pectoris gehört zum „akuten Koronarsyndrom“ (ACS).

Visite-Info

Instabile Angina Pectoris – Vorbote des Infarktes

Bedrohlich ist eine so genannte instabile Angina Pectoris. Das sind Angina-Pectoris-Beschwerden, die in den letzten Tagen oder Wochen an Häufigkeit und Schwere zugenommen haben. War Treppensteigen vorher noch möglich, fällt jetzt normales Gehen schon schwer. Oder es treten sogar in Ruhe, zum Beispiel im Sitzen, Anfälle auf. Die Beschwerden halten auch länger an als gewohnt. Sie nehmen zu und ab, sie bleiben nicht gleich. Dann besteht jederzeit die Gefahr eines Infarktes. Wenn Sie also eine derartige Veränderung der Beschwerden bemerken, gehen Sie sofort zum Arzt. Der kann ein Belastungs-EKG anfertigen, eine Ultraschall- oder eine Herzkatheteruntersuchung durchführen, um die Diagnose zu sichern.

Bei einer instabilen Angina Pectoris mit deutlichen Veränderungen im EKG und Blutbild sowie einem hohen Infarktrisiko wird meist eine Herzkatheteruntersuchung durchgeführt. Die sichtbaren Engstellen werden mit dem Ballonkatheter aufgedehnt und einem Stent (→ 6.5.2) abgestützt. Diese Behandlung würde auch bei einem akuten Infarkt durchgeführt werden.

ballung der Blutplättchen), Nitrate (entlasten das Herz), Betablocker (senken den Blutdruck, verlangsamen den Herzschlag und verringern dadurch den Sauerstoffbedarf), ACE-Hemmer (senken den Blutruck und entlasten das Herz) und Statine (senken Cholesterin, wirken entzündungshemmend in den Arterien) verordnet.

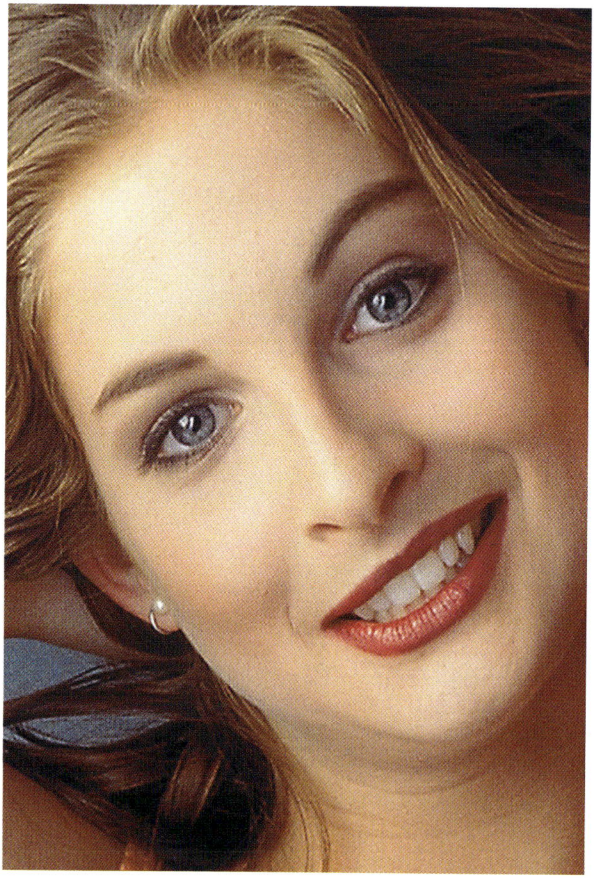

Visite-Info

Kranke Zähne – Gefahr fürs Herz
Tausende Bakterien besiedeln die Mundhöhle eines jeden Menschen. Die meisten Mikrobenarten sind harmlos, doch manche können die Zähne gefährlich angreifen. Die Keime verursachen nicht nur Karies, auch für die chronische Entzündung des Zahnfleisches, die so genannte Parodontitis, sind sie verantwortlich. Mangelnde Zahnpflege, Rauchen und falsche Ernährung fördern die Vermehrung der winzigen Krankheitserreger. Etwa jeder dritte Erwachsene in Deutschland leidet unter einer Zahnfleischentzündung. Nicht nur im Mund kann die Parodontitis Schaden anrichten: Gelangen die Bakterien über kleine Wunden in den Blutstrom, können sie die Entstehung von Blutgerinnseln fördern. Diese drohen dann, die Blutgefäße zu verschließen. Neue Studien zeigen, dass dadurch das Risiko einen Herzinfarkt oder Schlaganfall zu erleiden auch bei sonst gesunden Menschen um ein Vielfaches erhöht ist. Damit es gar nicht so weit kommt, muss vorgesorgt werden. Neben dem mehrmaligen täglichen Zähneputzen sollten Zahnbeläge regelmäßig professionell entfernt und das entzündete Zahnfleisch vom Zahnarzt behandelt werden.

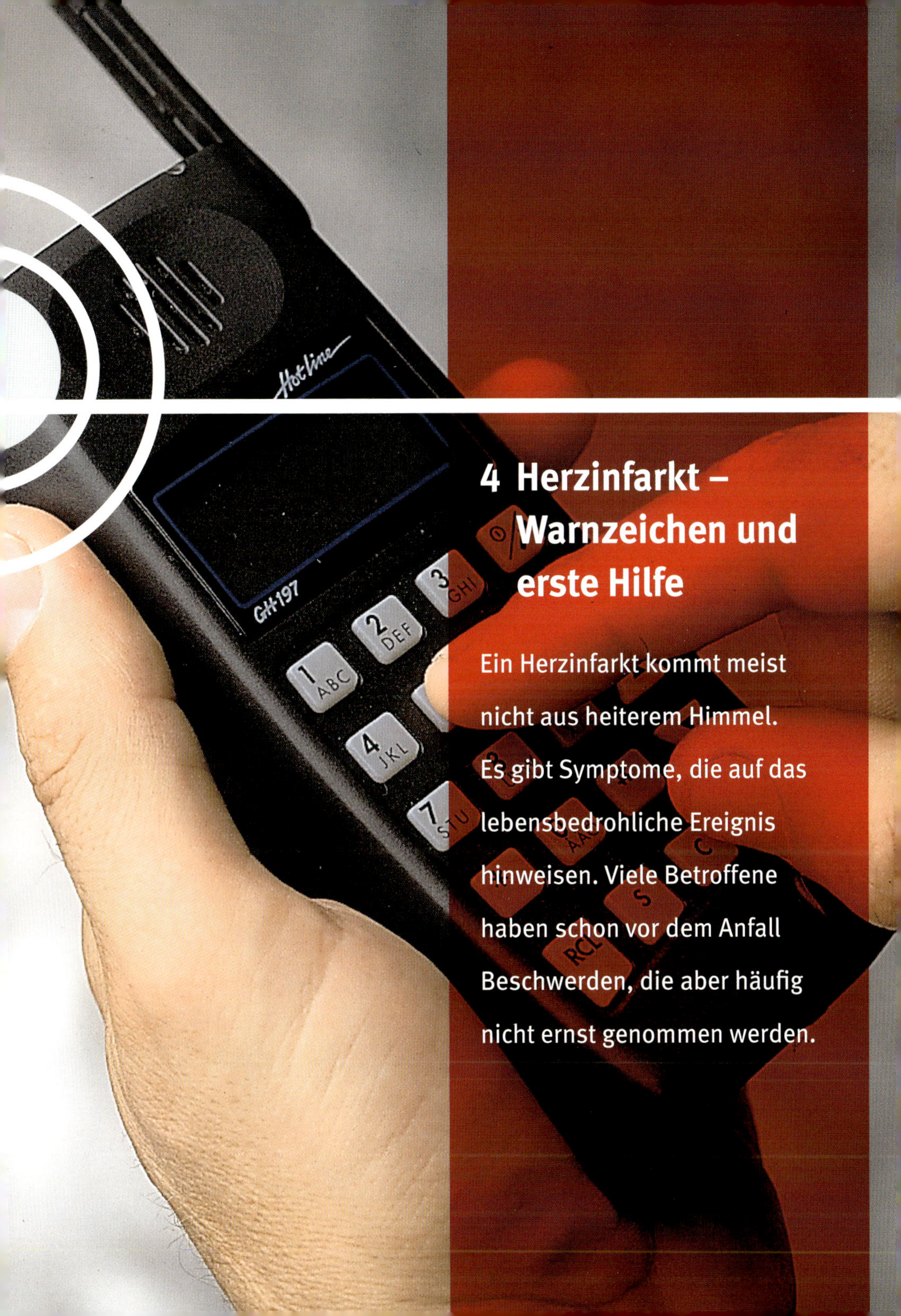

4 Herzinfarkt – Warnzeichen und erste Hilfe

Ein Herzinfarkt kommt meist nicht aus heiterem Himmel. Es gibt Symptome, die auf das lebensbedrohliche Ereignis hinweisen. Viele Betroffene haben schon vor dem Anfall Beschwerden, die aber häufig nicht ernst genommen werden.

4.1 Jede Minute zählt!

Besteht der leiseste Verdacht auf einen Herzinfarkt: Sofort, die 112 per Telefon wählen! Das kann Leben retten.

Dass immer noch so viele Herzinfarkte tödlich enden, hat vor allem einen Grund: Betroffene wie Angehörige alarmieren zu spät den Notarzt, denn vier von fünf Erwachsenen kennen die Anzeichen eines Infarktes nicht und tun im Akutfall meist das Falsche. Sie nehmen die Beschwerden nicht ernst und deuten die Symptome als vorübergehende Kreislaufschwäche, als Magenverstimmung, als Gallenkolik oder Zahnschmerzen. Sie nehmen Schmerzmedikamente aus der Hausapotheke und rufen den Arzt erst nach Stunden. Andere können am Telefon die Symptome nicht deutlich schildern oder rufen statt in der Rettungsstelle beim Hausarzt an. So vergehen wertvolle Minuten, manchmal sogar Stunden. Und so stirbt mancher, der durch eine rechtzeitige Behandlung hätte gerettet werden können. Denn je schneller ein Mensch mit den typischen Anzeichen für einen Infarkt ins Krankenhaus kommt, desto schneller können der lebensgefährliche Blutpfropf im Herzgefäß aufgelöst und Engstellen aufgedehnt werden.

Nur bei einer sofortigen professionellen ärztlichen Hilfe kann das beanspruchte Herz entlastet, die Durchblutung wieder gewährleistet sowie Folgeschäden und Komplikationen des Infarktes vermieden werden.

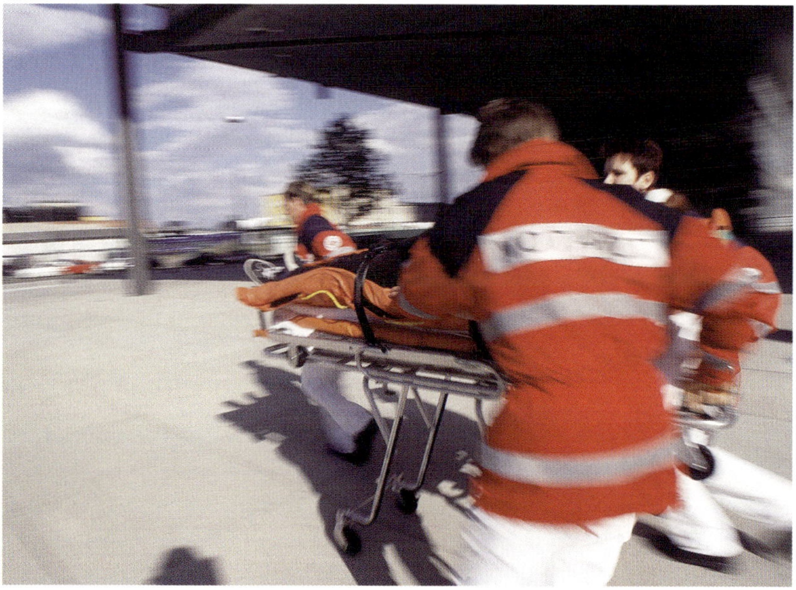

Visite-Tipp

Bei Verdacht auf Herzinfarkt: Rufen Sie sofort 112 an.

Die besten Chancen haben Patienten, die innerhalb der ersten zwei bis vier Stunden nach dem Infarkt in einer Klinik behandelt werden. Denken Sie deshalb daran: Jede Minute zählt!

Wenn Sie bei sich oder einem Ihrer Angehörigen Anzeichen eines Infarktes feststellen oder auch nur vermuten, müssen Sie sofort handeln. Wählen Sie den Feuerwehr-Notruf 112, und zwar zu jeder beliebigen Tages- oder Nachtzeit, egal ob am Wochenende oder an einem Feiertag. Warten Sie nicht ab. Sie belästigen niemanden. Auch nicht, wenn sich dann herausstellt, dass es kein Infarkt war. Lieber einmal mehr den Notarzt gerufen, als einmal zu wenig. Das nimmt Ihnen niemand übel.

Rufen Sie nicht erst den Hausarzt an. Der kann aus der Ferne nichts tun und auch nicht mal schnell vorbeikommen. Er hat zudem nicht jene Ausrüstung zur Verfügung, die eine Rettung auch noch in letzter Minute möglich macht.

Versuchen Sie deshalb auch nicht, einen Angehörigen oder Freund mit dem eigenen Auto ins Krankenhaus zu bringen. Denn jede Minute ist wertvoll. Und das kann nur ein Rettungswagen mit Blaulicht und Martinshorn den anderen Verkehrsteilnehmern unmissverständlich mitteilen. Zudem kann nur im Rettungswagen, wenn das Herz zu versagen droht, schon auf der Fahrt zum Krankenhaus sofort lebensrettend eingegriffen werden.

Wissen sollten Sie auch, dass Notarzt und ärztlicher Notdienst zwei unterschiedliche Anlaufpunkte sind. Beim Verdacht auf einen Herzinfarkt benötigen Sie den Notarzt. Der steht rund um die Uhr bereit und wird über die Feuerwehr alarmiert. Er kommt mit einem Notarztwagen, der so ausgerüstet ist, dass die Herzfunktionen sofort stabilisiert werden können. Der ärztliche Notdienst dagegen soll quasi am Wochenende und nach Ende der Sprechzeiten am Abend den niedergelassenen Arzt ersetzen. Der ärztliche Notdienst kommt zwar auch ins Haus und kann erste Hilfe leisten, verfügt aber nicht über die technischen Möglichkeiten eines Notarztes mit seinem Rettungswagen.

Bis zum Eintreffen des Notarztes können Sie selbst erste Hilfe leisten. **Lesen Sie dazu die Visite-Tipps auf Seite 64.**

4.2 Symptome eines Herzinfarktes

Viele Betroffene kennen die Warnsignale, mit denen sich ein Herzinfarkt ankündigt, nicht, nehmen sie nicht oder erst viel zu spät ernst.

Ein weiteres Problem: Die Symptome eines Herzinfarktes sind nicht immer eindeutig und auch nicht bei jedem gleich. Besonders bei Frauen gibt es oft Anzeichen für einen Herzinfarkt, die vom Typischen abweichen.

Visite-Info

Achtung Frauen

Auch bei Frauen über 50 Jahren steigt das Risiko, einen Infarkt zu erleiden. Nehmen Sie deshalb alle gravierenden Beschwerden zwischen Nabel und Nase, die länger als eine Viertelstunde anhalten ernst.

Rufen Sie die 112 lieber einmal zu viel an als einmal zu wenig.

Visite-Service

Anzeichen für einen Herzinfarkt

- Starke Brustschmerzen, die länger als fünf Minuten anhalten und in die Arme, in die Schulterblätter, in den Nacken, in den Kiefer, in den Oberbauch, manchmal auch in den Rücken ausstrahlen können.
- Die Schmerzen können wie ein Messer ins Fleisch bohren, wie Feuer brennen oder wie Steine auf die Brust drücken.
- Starkes Engegefühl, heftiger Druck im Brustkorb
- Schwacher Puls
- Todesangst
- Übelkeit, manchmal von Erbrechen begleitet
- Luftnot
- Schwächeanfall, plötzlicher Kreislaufzusammenbruch, manchmal Bewusstlosigkeit
- Blasse, fahle Gesichtsfarbe, kalter Schweiß
- Herzstolpern, unregelmäßiger Herzschlag

Oft gehen dem akuten Ereignis auch Warnsignale voraus, manchmal Wochen, manchmal Tage, manchmal Stunden und manchmal auch nur Minuten vorher. Vor allem bei Patienten, die bereits unter einer koronaren Herzkrankheit leiden, kann dies geschehen, also bei jenen Patienten, die aufgrund

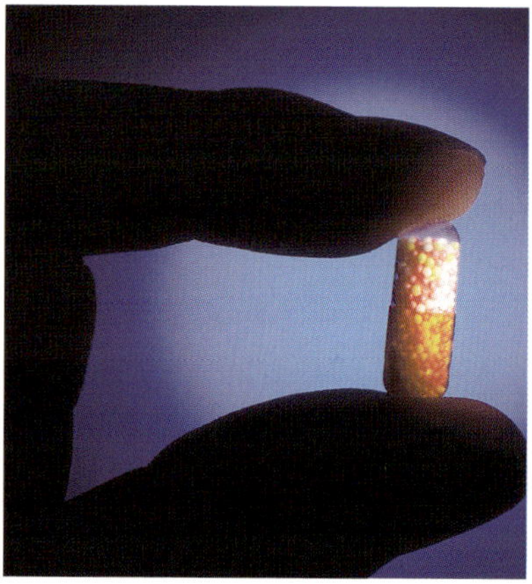

einer Verengung der Herzgefäße schon Beschwerden haben, so genannte Angina-Pectoris-Beschwerden. Die Betroffenen fühlen häufig bei Belastung (Tragen, Heben, Treppensteigen, Stress) Luftnot und ein Druckgefühl oder Brennen in der Brust, im Hals oder im Arm.

Visite-Tipp

Vorbereitung auf den Notfall

Wenn Sie bereits herzkrank sind, unter Arteriosklerose oder Angina-Pectoris-Anfällen leiden, dann sollten Sie auf einen Notfall, also einen Herzinfarkt gefasst sein und einige Hinweise befolgen:

- Bereiten Sie eine Liste mit allen Ihren Vorkrankheiten und Risikofaktoren vor, sammeln Sie die Arztbriefe in einem Ordner und legen Sie alles stets so, dass ein Angehöriger Zugriff hat.
- Notieren Sie die Medikamente, die Sie gerade einnehmen.
- Sprechen Sie mit Ihrem Hausarzt und/oder mit Ihrem Herzarzt über Ihr Infarktrisiko und fragen Sie, was Sie im Notfall tun können. Fragen Sie ganz konkret nach der Einnahme von ASS und Nitroglycerin-Präparaten im Notfall.

Die Blutmenge, die durch die verengten Herzkranzgefäße strömt, reicht gerade noch aus, um den Herzmuskel in Ruhe gut zu versorgen. Normalerweise geben sich die Beschwerden in Ruhe wieder, beim Hinsetzen, Stehenbleiben oder Pausieren. Nitropräparate (Kapseln und Sprays mit Nitroglyzerin) helfen hier gut, sie lassen die Symptome oft schlagartig verschwinden.

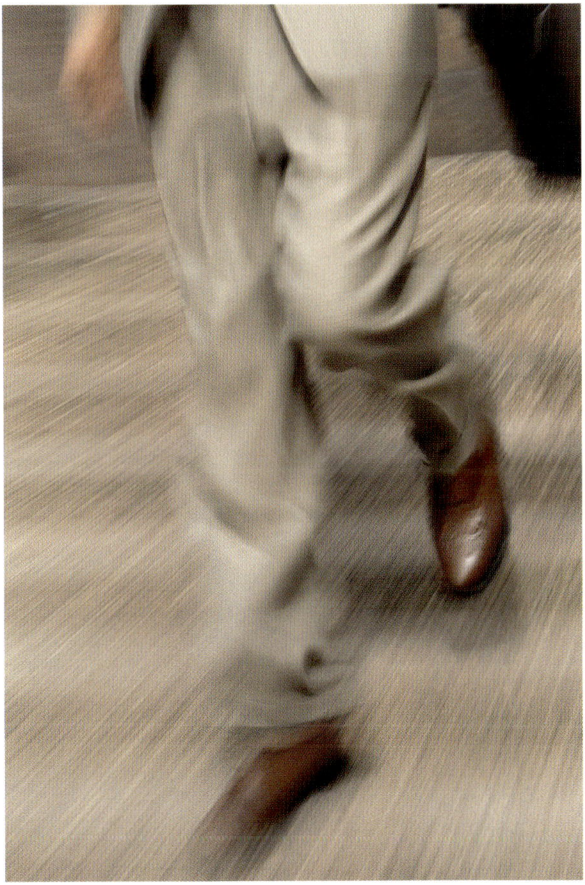

Anders ist das allerdings, wenn sich ein Herzinfarkt anbahnt. Dann können die Anfälle in den Tagen und Wochen davor an Häufigkeit und Schwere zunehmen. Man spricht dann von einer instabilen Angina Pectoris. Das Engegefühl in der Brust (als drücke einem jemand den Brustkorb zusammen oder als liege einem eine zentnerschwere Last auf der Brust) tritt nun schon in Ruhe auf und nicht mehr nur wie gewohnt bei Belastung. All das sind Alarmzeichen, dass die Verengung in den Herzgefäßen dramatisch zunimmt und die Katastrophe kurz bevorsteht.

Visite-Tipp

Bei instabiler Angina Pectoris: 112 rufen

Wenn Sie herzkrank sind und unter Angina-Pectoris-Beschwerden leiden, müssen Sie jede kleinste Verschlechterung Ihres Zustandes ernst nehmen. Zögern Sie deshalb nicht, zu Ihrem Kardiologen zu gehen, auch wenn Sie keinen oder erst einen späteren Termin zur regelmäßigen Kontrolle haben.

Rufen Sie bei Angina-Pectoris-Beschwerden, die länger als 20 Minuten anhalten, unverzüglich den Notarzt. Beruhigen Sie sich nicht selbst damit, dass Sie die Beschwerden schließlich kennen und Ihr Nitrospray im Haus haben. Es handelt sich um einen Notfall! Das Herz muss genau untersucht und behandelt werden. Denn eine instabile Angina Pectoris ist mit einer stabilen Angina Pectoris, unter der Sie vielleicht schon jahrelang leiden, nicht zu vergleichen. Eine instabile Angina Pectoris bedeutet immer Infarkt – und damit akute Lebensgefahr.

4.3 Was tun im Notfall?

Bis der Arzt kommt, kann schon etwas getan werden: Der Betroffene sollte bei Verdacht auf Herzinfarkt sofort eine Tablette Azetylsalizylsäure (ASS) einnehmen. Dieser Wirkstoff ist in der Mehrzahl der im Haushalt vorhandenen Schmerzmittel (zum Beispiel Aspirin, ASS 500) enthalten. Am besten sind Brausetabletten und Brausepulver, die in einem Glas Wasser aufgelöst werden. Sie werden sofort über die Mundschleimhaut in den Blutkreislauf aufgenommen und wirken deshalb am schnellsten.

Dieser Wirkstoff vermindert sofort die Klebrigkeit der Blutplättchen und kann so vermeiden, dass sich weitere Blutgerinnsel bilden. Das kann lebensrettend sein und zur Verkleinerung der Infarktgröße beitragen. Und schaden kann diese Hilfsmaßnahme nicht, auch

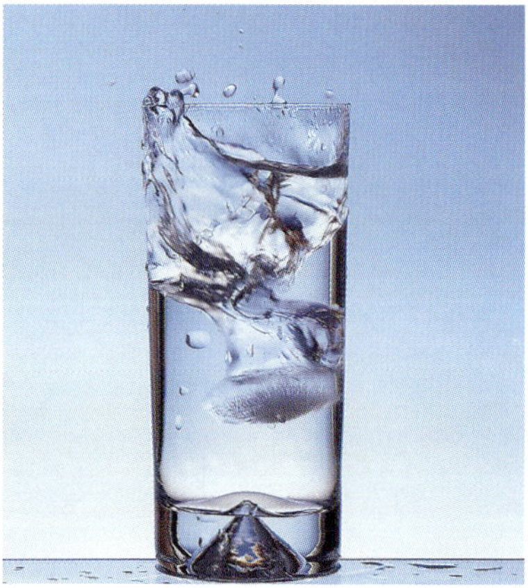

wenn sich der Infarktverdacht nicht bestätigt. Ausnahme: Bei Erbrechen sollte man nichts einnehmen.

Hilfreich ist es auch, wenn jemand in dieser Situation den Blutdruck messen kann. Wenn die oberen Werte (Systole) über 100 mmHg liegen, ist es erlaubt, ein Nitrospray, eine Nitrokapsel oder -tablette zu nehmen bzw. zu geben. Sind diese Medikamente gegen Herzanfälle im Haushalt vorhanden, sollten dem Patienten zwei bis drei Sprühstöße in den Mund oder ein bis zwei Kapseln zum Zerbeißen gegeben werden.

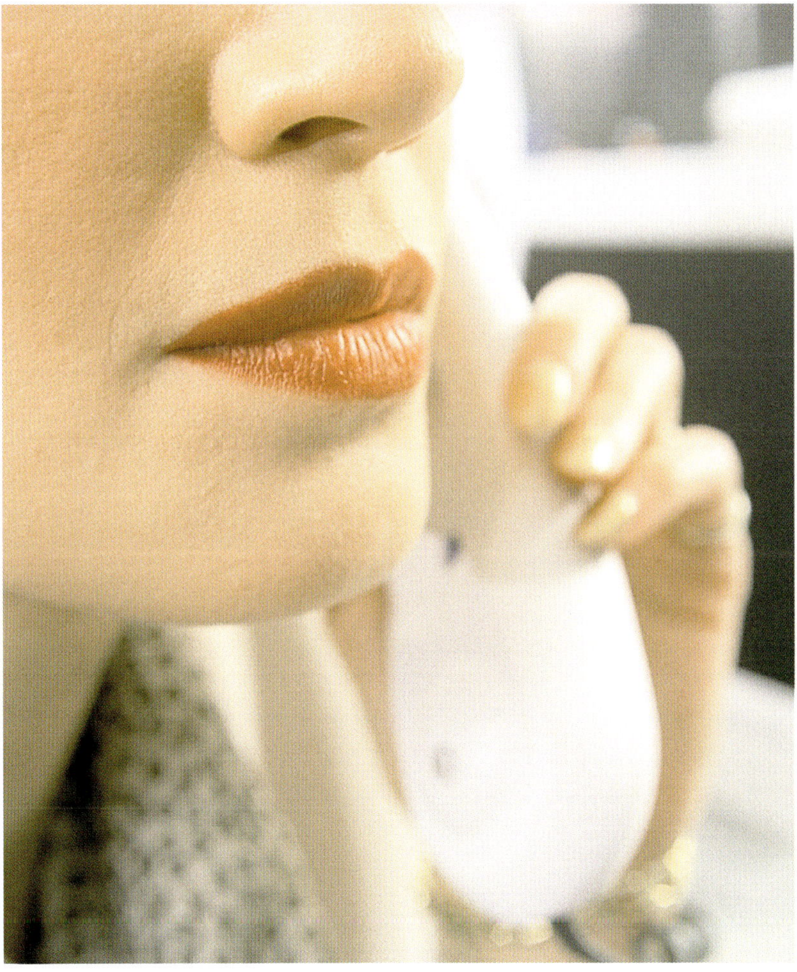

Visite-Tipp

Was die Rettungsstelle wissen muss

Verspüren Sie Anzeichen eines Herzinfarktes lassen Sie keine Minute verstreichen, rufen Sie sofort den Notarzt unter 112. Informieren Sie die Leitstelle über folgende Punkte:

- Sagen Sie deutlich wer Sie sind und ob Sie selbst oder ein anderer Beschwerden hat.
- Nennen Sie den Namen des Betroffenen.
- Schildern Sie kurz die Beschwerden und äußern Sie den Verdacht auf einen Herzinfarkt.
- Nennen Sie deutlich, genau und detailliiert (Stockwerk, linke Tür usw.) den Ort, wo der Rettungsarzt hinkommen soll.
- Nennen Sie Ihre Telefonnummer.
- Warten Sie weitere Rückfragen der Rettungsleitstelle ab. Legen Sie nicht zu früh auf.

Erste Hilfe, bis der Arzt kommt

- Sorgen Sie für Ruhe. Reden Sie dem Betroffenen gut zu, trösten Sie ihn, versuchen Sie ihm die Angst zu nehmen. Lassen Sie ihn auf keinen Fall alleine.
- Schalten Sie Fernsehgerät, Radio oder Computer aus.
- Setzen Sie den Patienten bequem hin oder sorgen Sie dafür, dass er sich hinlegt. Achten Sie darauf, dass er etwas erhöht liegt.
- Lösen Sie alle beengenden Kleidungstücke (Gürtel, Hosenknopf, Krawatte, Büstenhalter, Schuhe).
- Sorgen Sie für frische Luft.
- Decken Sie den Betroffenen zu, damit er nicht friert.
- Ist der Betroffene bewusstlos, dann bringen Sie ihn in die stabile Seitenlage. So verhindern Sie, dass die Zunge in den Rachen fällt, die Luftröhre verschließt und der Mensch erstickt.

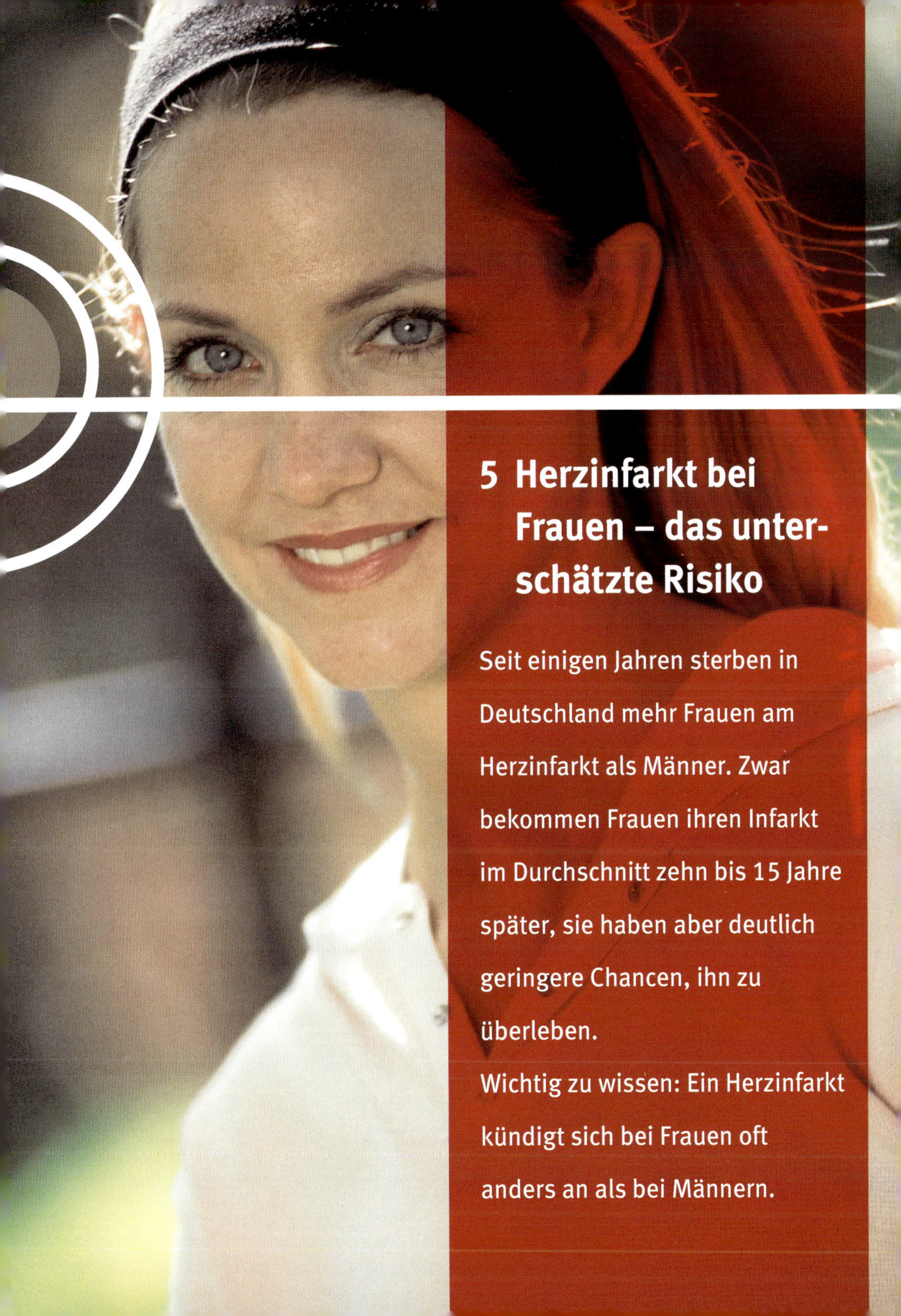

5 Herzinfarkt bei Frauen – das unterschätzte Risiko

Seit einigen Jahren sterben in Deutschland mehr Frauen am Herzinfarkt als Männer. Zwar bekommen Frauen ihren Infarkt im Durchschnitt zehn bis 15 Jahre später, sie haben aber deutlich geringere Chancen, ihn zu überleben.

Wichtig zu wissen: Ein Herzinfarkt kündigt sich bei Frauen oft anders an als bei Männern.

Die familiäre Veranlagung spielt insbesondere bei Frauen eine große Rolle.

Herzinfarkt, den bekommen nur Männer, so hieß es jahrelang. Und das denken auch heute noch viele Menschen, darunter leider auch viele Ärzte. Frauen mit Herzbeschwerden nehmen sich selbst oft nicht ernst und werden oft nicht ernst genommen. Ein folgenschwerer Irrtum. Denn Frauen, das weiß man heute, sind mindestens ebenso gefährdet wie Männer.

Im Jahre 2001 veröffentlichte das Bundesministerium für Familie, Senioren und Jugend einen Frauengesundheitsbericht. Danach sind Herz-Kreislauf-Erkrankungen bei Frauen die häufigste Todesursache – noch weit vor Krebserkrankungen. Das Erschreckende ist, dass 58,4 Prozent aller Patienten, die an Herz-Kreislauf-Erkrankungen sterben, Frauen sind. Vor allem Herzschwäche, auch als Folge eines Infarktes, und Arteriosklerose zählen in der Statistik zu den typischen Frauenleiden. Prinzipiell hat sich an diesen Aussagen bis heute nichts geändert.

5.1 Hormone schützen, aber nicht lebenslang

Der Irrglaube, Frauen seien weniger gefährdet als Männer, an einem Herzinfarkt zu sterben, rührt unter anderem daher, dass Frauen in jüngeren Jahren tatsächlich einen geschlechtsspezifischen Schutz genießen. Vor den Wechseljahren nämlich schützt das weibliche

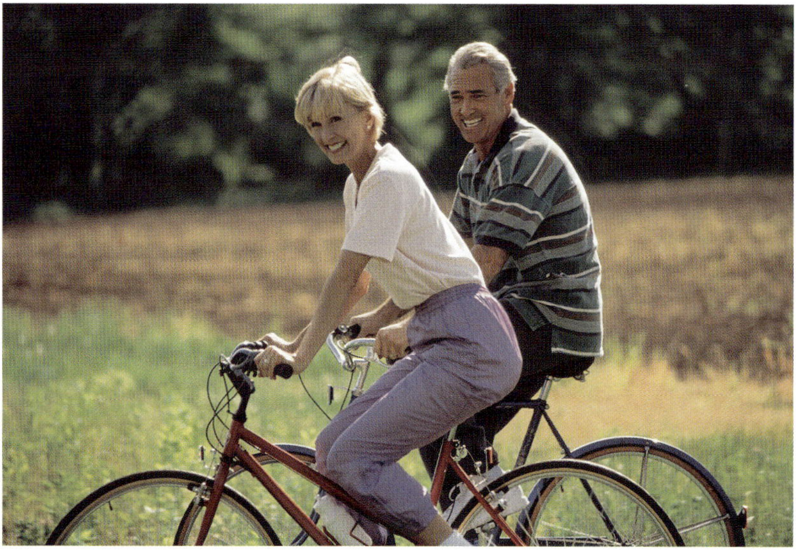

Hormon Östrogen vor Arteriosklerose, Schlaganfall und Herzinfarkt.

Östrogene erhöhen den Anteil des „guten“ Cholesterins (HDL) im Blut um etwa zehn bis 20 Prozent und dezimieren die schädlichen Blutfette LDL und Triglyzeride. Sie senken auch das Homocystein, ein Eiweißstoff im Blut, der bereits als eigenständiger Risikofaktor gilt. Sie erweitern die Blutgefäße, verbessern so die Durchblutung und sorgen für eine gewisse Elastizität der Gefäße. Eine äußerst nützliche Eigenschaft, die es ermöglicht, dass in der Schwangerschaft eineinhalb Liter Blut zusätzlich im Kreislauf zirkulieren. Außerdem haben Östrogene auch antientzündliche Wirkungen, die einer Arteriosklerose entgegenwirken.

Nach den Wechseljahren aber sinkt der Östrogenspiegel kontinuierlich ab, die Herz-Kreislauf-Erkrankungen bei Frauen aber steigen kontinuierlich an. Ab dem siebzigsten Lebensjahr nimmt die Gefahr für Frauen besonders zu. Ein Herzinfarkt endet dann häufig tödlich.

5.2 Vor- und Nachteile einer Hormontherapie

Nicht zuletzt die Schutzwirkung der Östrogene im weiblichen Organismus vor den Wechseljahren veranlasste Wissenschaftler immer wieder, zu überprüfen, ob eine Hormontherapie mit Östrogenen in und nach den Wechseljahren nicht nur zur Linderung der Wechseljahresbeschwerden sinnvoll sein könnte, sondern auch um Herz und Gefäße besser zu schützen.

Inzwischen wurden zahlreiche Studien zu diesem Thema veröffentlicht, und das Thema Hormontherapie wurde in der Öffentlichkeit diskutiert. Die einen befürworten die Hormonersatztherapie. Immerhin wenden etwa 4,5 Millionen Frauen nach und in den Wechseljahren die Pillen an, oft länger als fünf Jahre. Ihre Argumente sind die tatsächliche Linderung der oft sehr lästigen Wechseljahresbeschwerden durch Ersatzhormone.

Außerdem suchen Ärzte wie Frauen nach einer Möglichkeit, sich besser vor Herz-Kreislauf-Erkrankungen zu schützen, und zwar dann, wenn die positive gefäßprotektive Wirkung des körpereigenen Hormons Östrogen nachlässt und die Gefahr eines Herzinfarktes steigt.

Die Lösung schien so einleuchtend wie einfach. Um Frauen die Pein und Unbilden der Wechseljahre zu ersparen, brauchte man nur zu ersetzen, was fehlt, wenn die Regelblutungen unregelmäßig werden und aufhören, wenn die Eierstöcke die Produktion des weiblichen Hormons Östrogen einstellen: östrogenhaltige Pillen – wenn nötig in Kombination mit Gestagen.

Für viele Frauen war und ist die Einnahme tatsächlich ein Gewinn: keine Hitzewallungen, keine Depressionen, keine trockene Haut. Länger jung und fit bleiben, das wollten und wollen viele Frauen auch nach der Menopause.

Mit den Wechseljahren entfällt der natürliche Schutz der Östrogene.

Die Hoffnung, das Herzinfarktrisiko durch die Gabe künstlicher Hormone zu senken, hat sich als trügerisch erwiesen.

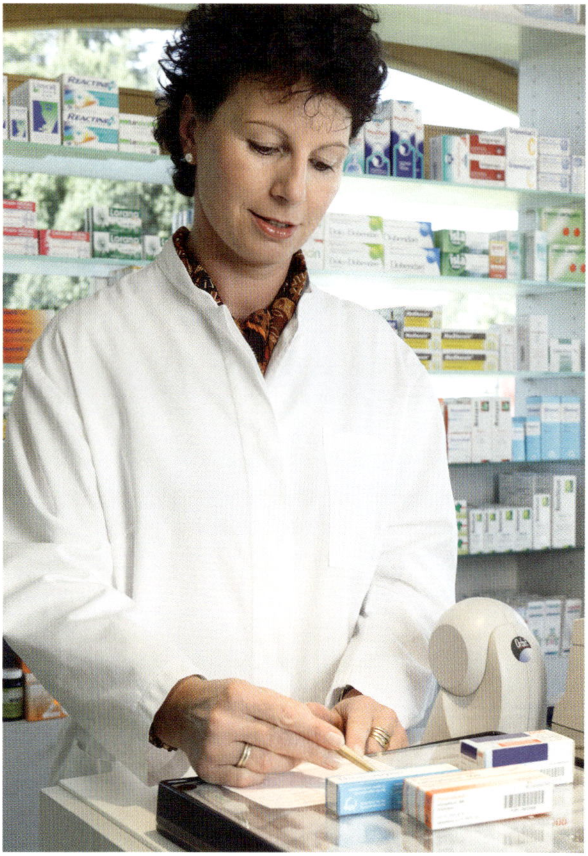

Und nicht nur das sollten die Pillen können. Gynäkologen versprachen ihren Patientinnen, dass die Hormone auch vor Osteoporose schützen, vor Herzinfarkt, Schlaganfall und Alzheimer. Vor allem die Anfälligkeit für Herzkrankheiten könnten die Ersatzhormone senken, so die Hoffnung.

Gynäkologen verordneten die Medikamente deshalb nicht nur als kurzfristige Therapie, sondern als langfristige Prophylaxe.

Ein Traum vom Jungbrunnen, der zunächst nur durch hartnäckige Kritiker immer wieder erschüttert wurde und schließlich gänzlich zerplatzte.

Studien aus den USA und Großbritannien belegen inzwischen, dass die langfristige Behandlung mit der Hormonkombination von Östrogenen und Gestagenen unkalkulierbare Gefahren birgt. Mit der Hormoneinnahme erhöht sich sogar das Risiko, einen Herzinfarkt oder Schlaganfall zu erleiden. Das Thromboserisiko steigt ebenso wie das Brustkrebsrisiko. Das ist inzwischen auch im Beipackzettel für jeden nachlesbar.

Nur eine kurzfristige Hormontherapie von ein bis drei Jahren zur Dämpfung der Wechseljahresbeschwerden, wie Hitzewallungen, Depressionen, Schlafstörungen, erwies sich in den Studien als weitgehend risikofrei.

Weshalb nun die sonst nützlichen Wirkungen des Östrogens bei der Hormonersatztherapie nicht eintreten, darüber sind sich die Experten noch unklar. Ein Grund könnte sein, dass das gleichzeitig gegebene Gestagen die gute Wirkung zunichte macht. Denn Gestagene senken das gute HDL und machen die Blutgefäße eng. Sie müssen aber bei der Therapie mitgegeben werden, da sonst das Risiko, an Gebärmutterkrebs zu erkranken, steigt.

Es gibt jedoch noch mehr zu beachten. Die Ergebnisse aus den USA beziehen sich auf ein bestimmtes Östrogen und ein bestimmtes Gestagen, das in der Studie angewandt wurde. Es ist eventuell nicht zu vergleichen mit den Mitteln, die in Deutschland eingesetzt werden.

Trotzdem ist der Glaube an den Hormoncocktail als Jungbrunnen und Lebensretter auch hierzulande erschüttert. Nur noch bei starken Wechseljahresbeschwerden, so die Empfehlungen der gynäkologischen Fachgesellschaften, sollen die Pillen, Pflaster oder Gele verordnet werden, und das nur kurzfristig und niedrig dosiert.

Das geschieht in Abstimmung mit der einzelnen Frau und ihrem subjektiven Empfinden. Denn ob eine Frau die Hormone verträgt und welche Dosis über welchen Zeitraum für sie sinnvoll ist, kann nur ganz individuell entschieden werden.

5.3 Was ist bei Frauen anders?

5.3.1 Risikoverteilung

Frauen haben prinzipiell die gleichen Risikofaktoren, die zu einem Herzinfarkt führen können. Sie sind seit Jahren bekannt: hoher Blutdruck, Zuckerkrankheit, Rauchen, Stress, Übergewicht, erhöhte Blutfettwerte. Was man erst seit kurzem weiß: Die Risikofaktoren sind zwar gleich, in der Gewichtung aber gibt es geschlechtsspezifische Unterschiede. Die Zuckerkrankheit ist beispielsweise bei Frauen im Vergleich zu Männern mit einem zwei- bis dreifach höheren Herzinfarktrisiko verbunden.

Auch bei Frauen rangieren Herz-Kreislauf-Erkrankungen an vorderster Stelle und sind die Todesursache Nummer eins.

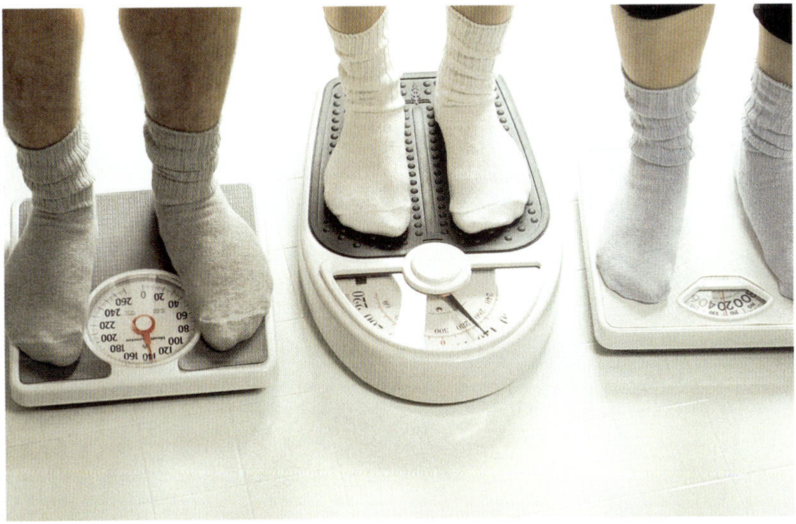

Darüber hinaus hat eine große Studie gezeigt, dass bei Frauen eine überwiegend fettreiche Ernährung sowie ein männliches Fettverteilungsmuster (weniger Fett an den Hüften als am Bauch) die Herzinfarktgefahr erhöhen. Die Risikofaktoren hoher Blutdruck, Übergewicht, Fettstoffwechselstörungen, Diabetes kommen zudem bei Frauen häufiger vor. Männer dagegen haben oft höhere Blutfettwerte und unter den männlichen Herzinfarktpatienten sind bis jetzt noch mehr Raucher.

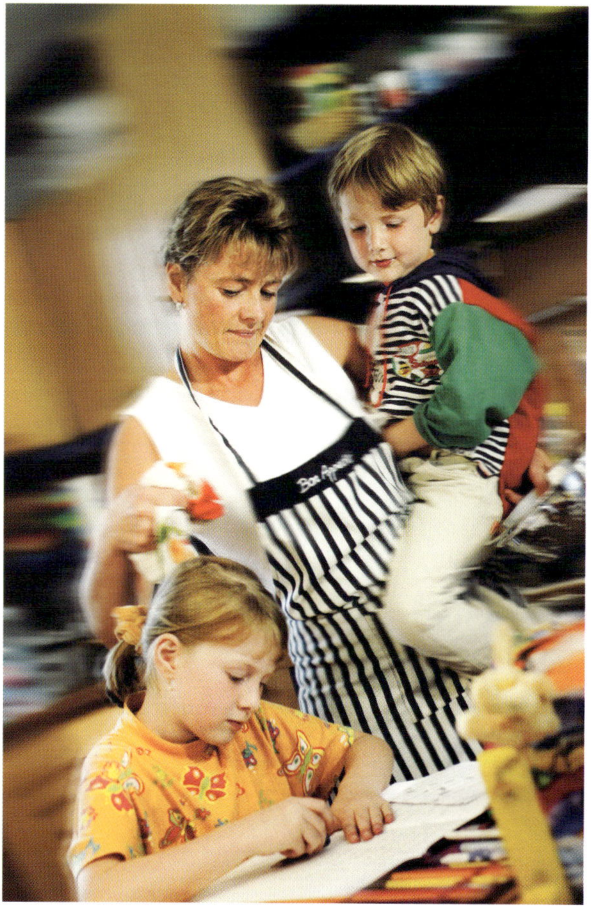

5.3.2 Warnzeichen

Nicht nur die Risiken sind anders verteilt, sondern auch der Herzinfarkt selbst kündigt sich bei Frauen häufig mit weitaus unspezifischeren Warnsignalen an. Während Männer über Druck- und Engegefühl in der Brust und in den linken Arm und die Schulter ausstrahlende Schmerzen klagen, macht sich der „weibliche Infarkt" eher durch Schmerzen im Oberbauch mit Ausstrahlung in den Rücken, Übelkeit, Erbrechen, Atemnot und Erschöpfung bemerkbar. Auch Schmerzen im Unterkiefer sind bei Frauen ein häufiges Anzeichen und werden oftmals als Zahnschmerzen gedeutet.

Die „Missdeutung" der Warnzeichen kommt bei Frauen viel häufiger vor. Sie rechnen nicht mit einem Herzinfarkt, neigen außerdem eher dazu, ernsthafte Beschwerden zu bagatellisieren. Häufig versorgen Frauen sogar noch ihre Kinder, den Ehemann oder die Haustiere, bevor sie den Notarzt rufen.

Die weniger eindeutigen Symptome werden aber nicht nur von den Frauen selbst falsch gedeutet, auch Angehörige und Ärzte ordnen sie oft falsch ein. Hinzu kommt, dass ein Notfall-EKG bei Männern meist einen nahezu eindeutigen Beweis für einen Infarkt liefert. Bei vielen Frauen aber ist es nicht aussagekräftig. So verstreicht wertvolle Zeit, bis betroffene Frauen mit der Diagnose „Herzinfarkt“ die Klinik erreichen.

Frauen kommen durchschnittlich 40 Minuten später in die Klinik als Männer. Kommt es zum Herzinfarkt, sind die Überlebenschancen von Frauen infolgedessen rund zehn Prozent geringer als bei Männern. Mehr als die Hälfte der Patientinnen verstirbt am ersten Infarkt!

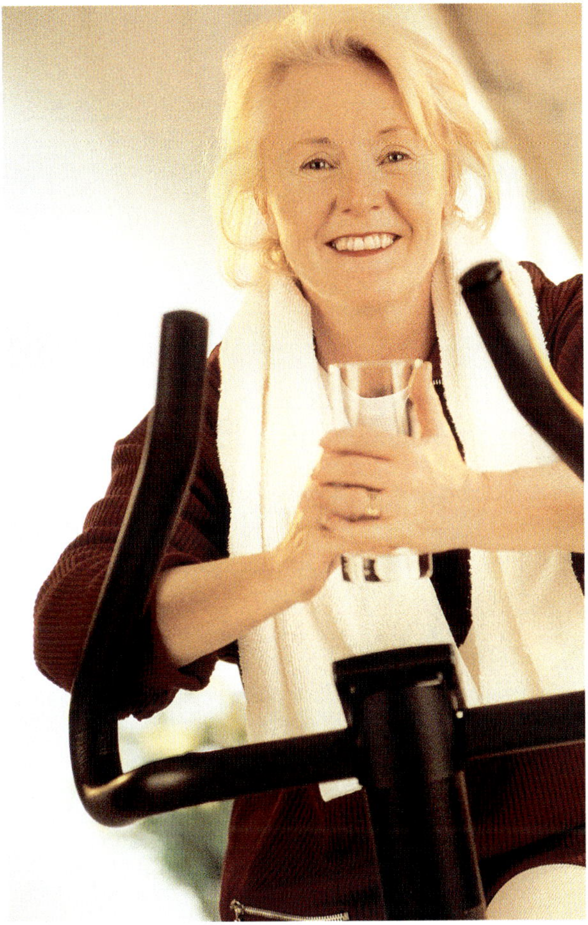

5.3.3 Diagnoseverfahren

Der geschlechtspezifische „Überlebensnachteil“ beginnt aber nicht erst bei der Diagnose und rechtzeitigen Behandlung des Infarktes. Auch das Erkennen von Herz-Kreislauf-Erkrankungen ist schwierig.

So haben Frauen mitunter Angina-Pectoris-Beschwerden, ohne dass Herzkranzgefäße durch Ablagerungen verengt sind. Dann muss nach anderen Ursachen gefahndet werden, zum Beispiel nach noch weitgehend unerforschten Stoffwechselveränderungen bei Frauen, die das Herz akut in Sauerstoffnot versetzen. Schuld kann auch eine bei Frauen häufigere, sehr spezielle Form der Herzmuskelschwäche sein. Hier sind immer ganz gezielte und umfassende Untersuchungen notwendig, um eine Antwort zu finden. Und diese werden, so zeigen Studien, bei Frauen oft vernachlässigt oder nicht konsequent eingesetzt.

Meist fängt das Dilemma damit an, dass die Beschwerden gar nicht erst hinterfragt werden. Stattdessen muss eine simple Erklärung herhalten: „Das sind die Wechseljahre“ oder „Sie sind überlastet, entspannen Sie mal wieder“. Dass die von der Patientin geschilderten Symptome auch Vorboten eines Infarktes sein könnten, daran denkt oft keiner oder erst, wenn es schon zu spät ist.

Frauen werden weniger häufig am Fahrradergometer untersucht, um Durchblutungsstörungen des Herzens festzustellen. Erschwerend kommt hinzu, dass anders als bei Männern das Belastungs-EKG bei Frauen nicht immer eindeutige Befunde liefert. Nur der Blick auf die Kurven genügt nicht, denn die sind oft normal, obwohl die Frau von Angina-Pectoris-Beschwerden berichtet.

Eine Herzkatheteruntersuchung endet häufig ebenfalls mit normalen Befunden, obwohl bereits Engstellen in den Herzkranzgefäßen vorhanden sind. Es sind jedoch häufig die kleinen, aber gerade sehr gefährlichen Engpässe, die in der Untersuchung nicht sichtbar gemacht werden können. Sehr gut wäre in solchen Fällen eine Stress-Echokardiografie, die aber nur selten als Untersuchungsmethode eingesetzt wird.

Visite-Tipp

Verändern Sie Ihr Risiko selbst!

- Warten Sie nicht, bis der Arzt Sie fragt. Fragen Sie Ihren Arzt nach den Risiken für eine Herzerkrankung und, was Sie dagegen tun können.
- Nutzen Sie den zweijährlichen kostenlosen Check-up beim Hausarzt.
- Lassen Sie sich bei Beschwerden nicht mit „Das ist die Pille“, „Das sind die Wechseljahre“ oder „Sie sind überlastet“ abspeisen. Werden Sie offensiv und fordern Sie ein Belastungs-EKG.
- Lassen Sie sich zum Kardiologen überweisen und gehen Sie beim Belastungs-EKG wie gefordert an die Grenzen Ihrer Leistungsfähigkeit. Nur so kann der Arzt aussagekräftige Werte erhalten.
- Achten Sie auf Ihre Werte, lassen Sie sich diese vom Arzt nennen: Blutdruck, Gesamtcholesterin, HDL, LDL, Triglyzeride, Body-Mass-Index.
- Sprechen Sie mit Ihrem Arzt über Medikamente, Wirkung und Nebenwirkungen – immer wieder, bis der gewünschte Effekt erreicht ist (Blutdrucksenkung, Normalisierung der Blutfettwerte etc.).
- Testen Sie Ihr Risiko und verändern Sie wenn nötig Ihren Lebensstil.

5.3.4 Therapien

Wie bei der Diagnostik sind die Frauen auch bei der Therapie noch im Nachteil. Bypassoperationen (→ 6.5.4) zum Beispiel sind bei Frauen noch immer statistisch gesehen weniger erfolgreich als bei Männern, was die Überlebenschancen anbetrifft. Das liegt zum Teil daran, dass die Verpflanzung der Ersatzgefäße (Bypässe) bei Frauen ein großes chirurgisches Geschick und Erfahrung erfordert. Denn Frauengefäße sind filigraner und zarter.

Das größte Dilemma aber ist, dass Ärzte bei Frauen mit einem akuten Infarkt weniger oft eine Ballondilatation (Dehnung des verengten Gefäßes mit einem Ballon, → 6.5.1) durchführen als bei Männern. Dies ist aber die vielversprechendste Therapie beim Herzinfarkt.

Da bei Frauen der Infarkt oft viel später erkannt und diagnostiziert wird, erhalten sie auch später die lebensrettende Therapie. Nur jede Fünfte erhält überhaupt Medikamente, die das Blutgerinnsel auflösen sollen, also eine Lysetherapie. Selbst bei eindeutiger Notwendigkeit und Indikation erhalten Frauen viel seltener als Männer einen so genannten Defibrillator unter die Haut in Herznähe implantiert. Der kleine „Notarzt" schützt vor lebensgefährlichen Herzrhythmusstörungen, dem Kammerflimmern, wie es auch bei einem Herzinfarkt auftreten kann.

Der „kleine Unterschied" macht sich aber auch schon in der Behandlung von Risikofaktoren bemerkbar. Nur ein Drittel der Frauen mit hohem Blutdruck zum Beispiel wird auch deswegen behandelt. Die wenigsten bekommen wirklich adäquate, moderne Mittel zur Behandlung von Bluthochdruck oder erhöhten Blutfettwerten.

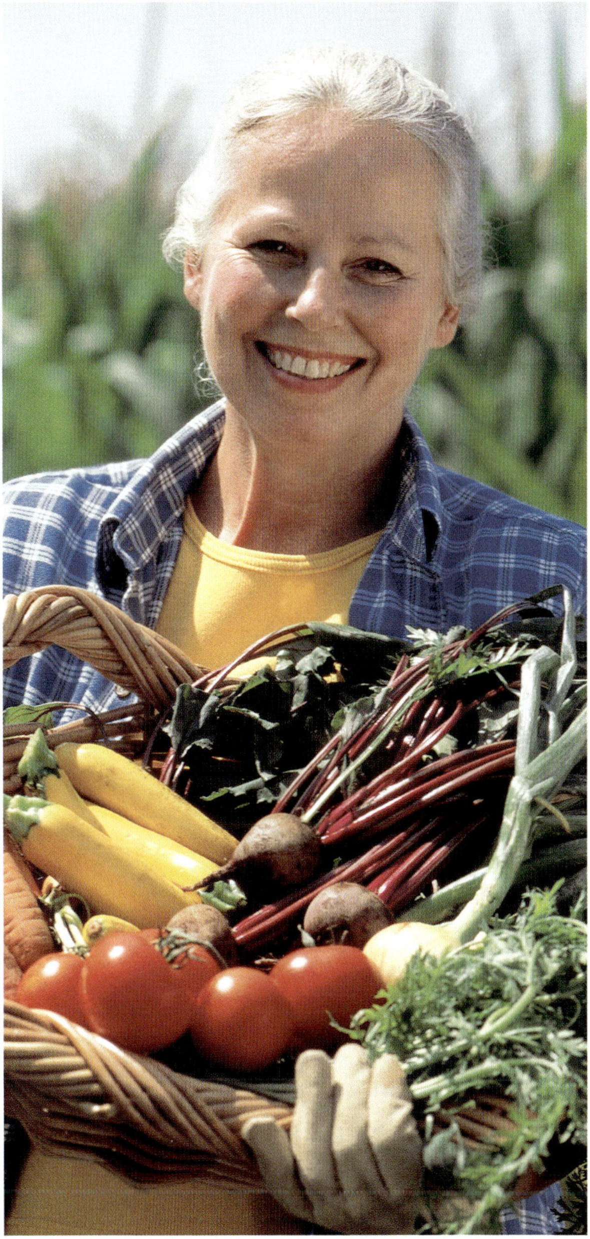

5.3.5 Wirkung der Medikamente

Medikamente gegen Risikofaktoren oder zur Behandlung der koronaren Herzkrankheit wirken bei Frauen oft anders als bei Männern. Das aber ist noch ungenügend erforscht. Denn bisher wurden die klinischen Tests vor der Zulassung der Medikamente, also die Prüfung von Wirkung und Nebenwir-

Visite-Tipp

Frauen und Medikamente

- Sprechen Sie mit Ihrem Arzt eingehend über die verordneten Medikamente und die Dosierungen. Oft gehen die Dosierempfehlungen vom Mann aus. Für kleine schlanke Frauen sind sie deshalb oft zu hoch, dann treten unerwünschte Nebenwirkungen auf. Nehmen Sie diese nicht hin, sondern fragen Sie bei Ihrem Arzt nach.
- Wasserlösliche Substanzen werden bei Frauen schneller abgebaut. Das verringert die Wirksamkeit des Medikaments. Dann müssen Sie mit Ihrem Arzt eventuell über eine höhere Dosierung sprechen. Anders bei fettlöslichen Mitteln (zum Beispiel Betablocker), die bei Frauen länger im Körper bleiben. Dann muss die Dosis verringert werden oder anders über den Tag verteilt werden.
- Hormonähnliche Substanzen wiederum werden bei Frauen grundsätzlich schneller abgebaut. Wer gleichzeitig die Pille einnimmt oder Hormonersatzpräparate, sollte das ebenfalls sagen. Auch diese Hormone können die Arzneimittelwirkung verändern.

kungen an Männern vorgenommen. Die Ergebnisse wurden dann eins zu eins auf Frauen übertragen. Neue Arzneimittel müssen inzwischen auch an Frauen getestet werden, bevor sie zugelassen werden. In Zukunft wird es also präzisere Angaben, vor allem die Dosierung betreffend, geben. Bis dahin sollte man einige Besonderheiten beachten.

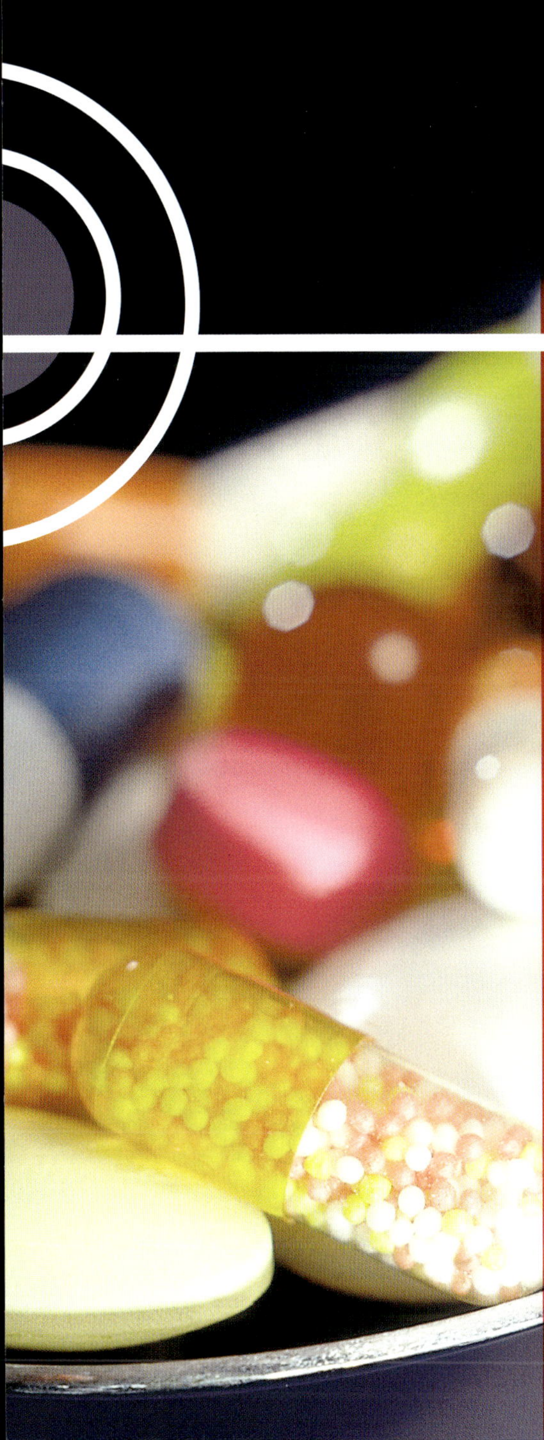

6 Herzinfarkt – Therapie

Sofortmaßnahmen werden noch im Notarztwagen eingeleitet. Verbesserung der Symptome und der Sauerstoffversorgung, Öffnung der Infarktarterie und Steigerung der Überlebenschancen sind dann die Ziele der akuten Therapie.

Die medikamentöse Therapie orientiert sich an der individuellen gesundheitlichen Situation des Betroffenen.

6.1 Was macht der Notarzt?

Trifft der Notarzt beim Patienten ein, verschafft er sich zunächst schnell einen Überblick über die Situation: Ist der Patient noch bei Bewusstsein, ist er ansprechbar? Ist bereits eine lebensgefährliche Situation entstanden, zum Beispiel eine Herzrhythmusstörung, das so genannte Kammerflimmern? Dann wird die erste lebensrettende Maßnahme der Einsatz des so genannten Defibrillators sein. Dieses Gerät gibt gezielt Stromstöße an das Herz ab, so dass es wieder in einem normalen Rhythmus schlägt und der Patient zunächst außer akuter Lebensgefahr ist.

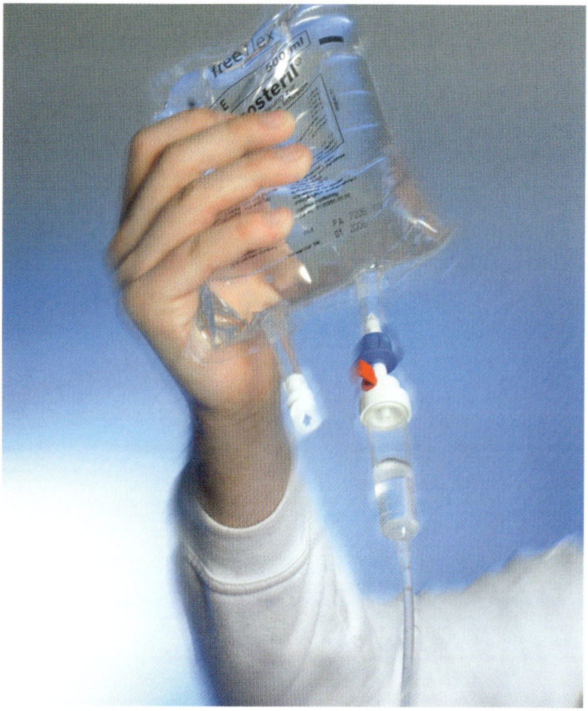

Der Patient erhält Sauerstoff, und der Arzt legt für Infusionen einen Venenzugang an der Hand oder am Arm. Der Patient bekommt so genannte Thrombozytenaggregationshemmer, wie zum Beispiel Azetylsalizylsäure, und Schmerzmittel als Infusion. Je nach Bedarf werden auch Substanzen gegen zu hohen oder zu niedrigen Blutdruck und Herzrhythmusstörungen gegeben. Der Arzt untersucht den Patienten körperlich und macht, meist schon im Rettungswagen, ein erstes Notfall-EKG.

Ist die Situation weniger dramatisch, fragt der Arzt den Betroffenen oder seine Angehörigen gezielt nach Beschwerden, nach der Vorgeschichte und lässt sich die eingenommenen Medikamente zeigen.

6.2 Sichere Diagnose

Wer einen Herzinfarkt erlitten hat, sollte vom Rettungswagen sofort in das nächstgelegene Krankenhaus transportiert werden. Oft wünschen Patienten in ein Krankenhaus gebracht zu werden, in dem sie schon einmal waren oder das ihnen als besonders gut bekannt ist. Der Rettungswagen wird den Patienten aber immer in das nächstgelegene Krankenhaus transportieren. Aus gutem Grund, denn bei einem Herzinfarkt können immer von einer Sekunde zur anderen lebensgefährliche Komplikationen auftreten, die auch im Rettungswagen vom Notarzt nur unzureichend oder auch gar nicht behandelt werden können.

Im Krankenhaus angekommen prüfen die Ärzte zunächst, ob tatsächlich ein Infarkt vorliegt. Sie schreiben ein Ruhe-EKG, um festzustellen, welche Teile des Herzens vom Infarkt betroffen sind. Aber nicht immer liefert ein EKG eine sichere Diagnose. Es kommt nicht selten vor, dass sich in dem Notfall-EKG noch keine Hinweise auf einen frischen Infarkt finden. Manchmal dauert es Stunden oder sogar Tage, bis ein eindeutiger EKG-Befund vorliegt.

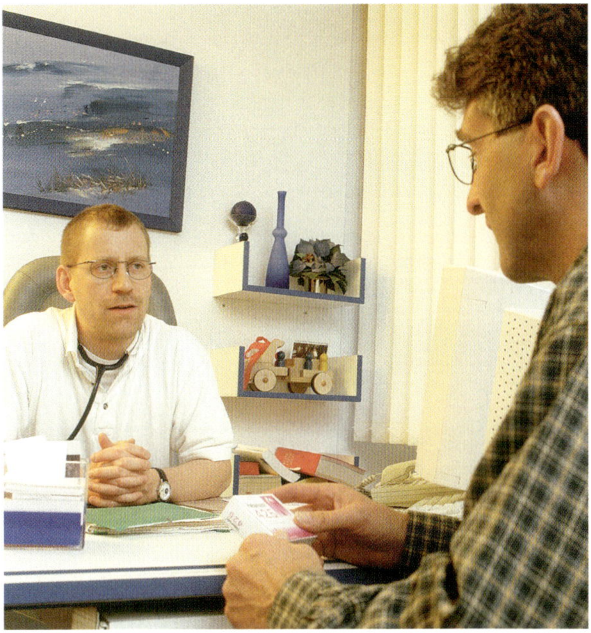

Visite-Info

Krankenhaus Ihrer Wahl

Wenn sich Ihr Zustand nach einem Herzinfarkt stabilisiert hat und die Ärzte zustimmen, können Sie sich in Ihre gewünschte Klinik verlegen lassen. Beachten Sie aber, dass die Krankenkassen die Transportkosten nur übernehmen, wenn die Verlegung medizinisch notwendig ist. Das wiederum können nur die Ärzte vor Ort beurteilen und veranlassen.

Doch es gibt andere Nachweismethoden, die deutliche und schnelle Hinweise liefern. Das Blut nämlich enthält charakteristische Substanzen, die eindeutig auf einen gerade erfolgten Herzinfarkt deuten. Eine dieser Substanzen, die dann im Blut erhöht ist, ist das Troponin I oder T. Es gehört zu jenen Eiweißstoffen, die bei der Muskelkontraktion im Herzen beteiligt sind und bei einem Infarkt von den absterbenden Herzmuskelzellen freigesetzt werden. Diese Substanzen erlauben eine sofortige und sichere Diagnose.

Nicht bei jedem Herzinfarkt zeigt das EKG die typischen Veränderungen. Ein Bluttest hilft, Klarheit zu gewinnen.

6.3 Katheter beseitigt Engstelle

Im Krankenhaus wird alles unternommen, um das Gerinnsel, das ein Herzkranzgefäß verstopft und damit den Infarkt verursacht, so schnell wie möglich zu beseitigen. Meist hat der Rettungswagen bereits das Team im Krankenhaus vorab von der Einlieferung eines Infarktpatienten informiert, so dass dort alle Vorbereitungen getroffen werden können, um eine reibungslose und effektive Behandlung zu sichern.

Die beste Therapie für einen Infarktpatienten ist die Behandlung im Herzkatheterlabor. Dort wird versucht, das Gerinnsel im Herzgefäß zu lokalisieren und aufzulösen. Mit einem winzigen Katheter wird die Engstelle im Gefäß aufgesucht. Gleichzeitig wird die ursächliche Gefäßeinengung mit einem Ballon am Katheter aufgedehnt (Ballondilatation, → 6.5.1). Meist stützen Ärzte dann noch die verengte Gefäßstelle mit einem Drahtgeflecht, einem so genannten Stent (→ 6.5.2), ab und halten sie so offen, um einen erneuten Verschluss zu verhindern. Das Blut in der Herzarterie kann nun wieder ungehindert fließen und den Herzmuskel versorgen.

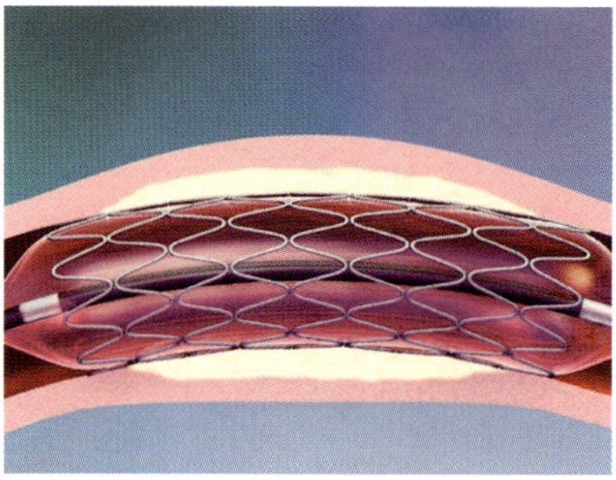

Versierten Herzspezialisten gelingt es dabei nicht nur, das Blutgerinnsel, das den Infarkt verursacht hat, zu beseitigen, sondern gleichzeitig auch die ursächliche arteriosklerotische Gefäßeinengung zu behandeln. Kann innerhalb von zwei Stunden nach dem Infarkt eine Ballondilatation durchgeführt werden, bestehen die besten Überlebenschancen.

Dafür aber muss ein Herzlabor, das für eine solche Notfallbehandlung geeignet ist, sowie ein 24-Stunden-Bereitschaftsdienst mit ausgebildeten Herzärzten in der Nähe sein. Die Ärzte sollten über eine ausreichende Routine bei der Versorgung von Infarktpatienten mit der Ballondilatation verfügen. Das ist in Großstädten häufig gegeben, nicht aber auf dem Land. Dort ist diese ideale Notfallbehandlung nicht möglich, da ein qualifiziertes Herzkatheterlabor nicht innerhalb von ein bis zwei Stunden erreichbar ist.

Um dieses Dilemma zu beseitigen, haben Herzspezialisten, wie zum Beispiel die Kardiologen der Universitätsklinik Rostock in Mecklenburg-Vorpommern, so genannte Herzinfarkt-Netzwerke ins Leben gerufen.

Netzwerke, die eine optimale Versorgung von Herzinfarktpatienten gewährleisten sollen, gibt es vielerorts in Deutschland und Österreich.

Visite-Interview

Netzwerk Herzinfarkt

Experte: Prof. Dr. med. Christoph Nienaber, Direktor der Abteilung für Kardiologie, Universitätsklinikum Rostock

Sie haben ein Netzwerk „Herzinfarkt" ins Leben gerufen. Was bedeutet das und was wollen Sie damit erreichen?
So wie wir in Mecklenburg-Vorpommern versuchen inzwischen auch Ärzte in anderen Bundesländern Herzinfarktpatienten, die nicht in der Nähe großer Kliniken oder Herzzentren leben, optimal zu versorgen. Genau darauf kommt es unserem Netzwerk an. Das heißt, auch bei Patienten, die möglicherweise 60 oder 80 km von einem Herzzentrum entfernt einen Herzinfarkt erleiden, soll das verschlossene Herzkranzgefäß in möglichst kürzester Zeit mit dem Ballonkatheter und mit Stent aufgedehnt werden. Und Netzwerk heißt zunächst, dass Notärzte, Rettungsstellen und Kreiskrankenhäuser zur Verwirklichung dieses Ziels beitragen. Hier in Mecklenburg-Vorpommern sind deshalb alle Notärzte in dieses Netzwerk eingebunden und geschult worden, damit die Expertise eines erfahrenen Zentrums mit hoher Kompetenz und 24-Stunden-Service allen Patienten zugute kommt – ein höchst demokratischer Gedanke!

Wer hat in diesem Netzwerk welche Aufgabe, wenn es um die Versorgung eines Patienten mit akutem Herzinfarkt geht?
Die Notärzte leiten zunächst notwendige lebensrettende Maßnahmen ein, wie zum Beispiel die Beseitigung gefährlicher Herzrhythmusstörungen mit dem Defibrillator. Sie versorgen den Herzinfarktpatienten mit Sauerstoff, Schmerz-, Beruhigungsmitteln. Bei eindeutiger Diagnose fährt der Notarzt den Patienten direkt ins Zentrum, auch unter Umgehung des nächstgelegenen Krankenhauses – wobei der Notfall von unterwegs im Herzkatheterlabor angekündigt wird.
Bei unklarer Diagnose transportieren sie ihn zum nächstgelegenen Krankenhaus. Dort wird innerhalb weniger Minuten kontrolliert, ob es sich tatsächlich um einen Infarkt handelt. Es wird also ein Blutbild gemacht und ein weiteres EKG angefertigt. Weder im Rettungswagen noch in diesem Krankenhaus werden die klassischen Lysemittel gegeben. Also Mittel zur Auflösung des Gerinnsels.

»

Interviewpartner: Prof. Dr. med. Christoph Nienaber, Abteilung Kardiologie der Universität Rostock, Ernst-Heydemann-Str. 6, 18057 Rostock.

Viele Experten meinen, die Aufdehnung des verengten Herzkranzgefäßes mit dem Ballonkatheter sei die optimale Therapie.

«

Warum werden nicht schon im Rettungswagen Lysemittel gegeben, um das gefährliche Gerinnsel in den Herzkranzgefäßen aufzulösen?

Aus gutem Grund: Erstens kann die Lyse nur erfolgen, wenn wirklich eindeutig feststeht, dass es sich um einen Infarkt handelt. Und zwar um einen so genannten ST-Hebungsinfarkt, wie wir Ärzte die eindeutige Diagnose nennen.

Das kann der Notarzt im Rettungswagen nicht immer zweifelsfrei feststellen.

Zweitens kommt die Lyse von vornherein für viele Patienten nicht in Frage, zum Beispiel bei hohem Alter oder hohem Blutdruck.

Darüber hinaus ist die Lyse nicht ungefährlich. Bei zwei Prozent der so behandelten Patienten, das besagen Studien, kommt es zu Schlaganfällen oder Blutungen ins Gehirn, also zu schweren Komplikationen. Und wir wissen inzwischen, dass nur die Hälfte der Patienten, die eine Lysetherapie bekommen, auch eine Verbesserung der Durchblutung des Herzmuskels bekommen. Das ist nicht sehr effizient.

Bedenken muss man, auch die Lyse kostet Zeit. Mit der Gabe des Mittels ist noch gar nichts getan. Es dauert nach Injektion des Mittels in die Vene etwa 45 Minuten bis ein gerinnselauflösender Effekt eintritt – das Ziel der Lyse. Bei der Versorgung mit dem Herzkatheter dagegen, existieren die Komplikationen, wie wir sie bei der Lyse kennen, nicht.

Und in fast allen Fällen kann man durch den Herzkatheter die Gefäße definitiv wieder öffnen und eine optimale Durchblutung gewährleisten. Hinzu kommt, dass es keine Kontraindikationen gibt, wie bei der Lyse. Also eigentlich alle Herzinfarktpatienten können mit einem Herzkatheter behandelt werden, es gibt kaum Nebenwirkungen. Durch unser Netzwerk schaffen wir es zudem, die Patienten in kürzerer Zeit effizient mit Katheter zu behandeln wie früher mit der Lyse und zwar mit deutlich besseren Überlebenschancen.

Aber statt des Lysemittels bekommen die Patienten ein anderes Mittel?

Ein Knotenpunkt ist das Krankenhaus, das der Notarztwagen zur Erstversorgung ansteuert oder der Notarzt selbst, der den Infarktpatienten direkt zum Herzkatheterzentrum bringt. Auch er kann wie der Arzt im Krankenhaus bereits die Begleittherapie mit einem monoklonalen Antikörper einleiten. Dieses Mittel wird in die Armvene injiziert. Dieser monoklonale Antikörper ist ein spezieller Thrombozytenaggregationshemmer. Er verhindert, dass die Gerinnselbildung weiter fortschreitet. Das ist der Lyse nicht ganz unähnlich und sorgt dafür, dass der Thrombus, also das Gerinnsel beginnt, sich aufzulösen.

»

«

Der Unterschied zur Lyse ist, dass der monoklonale Antikörper nicht wie die Lyse ins Gerinnungssystem des Körpers eingreift. Er verhindert die Verklebung der Blutplättchen. Der Thrombus wird dadurch aufgelockert, eine weitere Zusammenballung verhindert. Es kommt dabei nicht zu den gefürchteten Nebenwirkungen der Lyse. Eigentlich sind gar keine relevanten Nebenwirkungen bekannt.

Welche Rolle spielt dieses Medikament innerhalb der Rettungskette?
Es kann die Durchblutung in manchen Fällen schon wiederherstellen. Das macht nicht nur den Weitertransport in das Herzkatheterlabor sicherer, sondern auch die Herzkatheterbehandlung selbst und erlaubt uns außerdem mit geringerem Risiko einen Koronarstent in das Gefäß zu implantieren, der es dauerhaft offen halten soll. Denn nach Einsetzen dieses Stents werden immer Thrombozytenaggregationshemmer gegeben, um einer Gerinnselbildung am Stent vorzubeugen.
Vom Erstkrankenhaus oder vom Transport begleitenden Notarzt werden wir nach Gabe des Medikaments informiert, dass der Patient versorgt ist und jetzt ins Katheterlabor transportiert wird. Wir bereiten dann alles vor.

Überleben mehr Herzinfarktpatienten im Netzwerk?
Das Zusammenspiel der Rettungskette, der schnelle Transport in ein hochkompetentes Katheterlabor mit 24-Stunden-Service, die Begleittherapie mit monoklonalen Antikörpern und die abschließende Katheterbehandlung mit Ballon und Stent zum dauerhaften Offenhalten des Gefäßes gewähren eine optimale Versorgung des Patienten. Wir haben inzwischen über 2100 Patienten so behandelt, davon 1100 mit klassischem Herzinfarkt. Ich denke, das ist der richtige Weg. Unsere Patienten überleben mit dieser Logistik im Vergleich zu früher länger und es sind mehr, die wir retten können, da der Transport bei dieser Logistik ein Überlebensvorteil ist. Es muss also in dieser Beziehung kein Risiko sein, auf dem Lande zu wohnen anstatt in der Großstadt.

Die Medikamente, die bei einer Lyse eingesetzt werden, haben Nebenwirkungen und können nicht bei jedem Menschen verwendet werden.

6.4 Medikamente können Gerinnsel auflösen

Eine Lyse ist laut Expertenmeinung nur in den ersten zwei bis drei Stunden nach dem Infarkt sinnvoll.

Mitunter wenden Ärzte gleich eine andere Behandlungsmethode an – die Lyse. Bei der Thrombolyse, so der medizinische Begriff, wird das Blutgerinnsel in den Herzarterien mit Medikamenten aufgelöst, die in die Armvene injiziert werden. Wichtig dabei ist, je schneller der Blutpfropf aufgelöst wird, desto geringer ist der Schaden für den Herzmuskel durch die entstandene Sauerstoffnot. Die Lyse sollte deshalb innerhalb von 90 Minuten nach dem Infarkt wirken. Mit jeder Stunde sinken die Erfolgsausichten, durch die Auflösung des Gerinnsels noch Areale des betroffenen Herzmuskels vor dem Untergang zu bewahren.

Oftmals beginnt deshalb bereits der Notarzt im Rettungswagen mit dieser Behandlung, wenn er weiß, dass kein Herzkatheterlabor in der Nähe verfügbar ist. Voraussetzung allerdings ist: Er muss sich sicher sein, dass es sich um einen Infarkt handelt. Dann kann diese Behandlung schon im Rettungswagen die Folgen eines Infarktes begrenzen. Denn in den ersten 90 Minuten nach Infarktbeginn entscheidet sich, wieweit das Herz durch den Infarkt geschädigt wird. Ob die Lysebehandlung erfolgreich war, zeigt sich oft schon nach ein bis zwei Stunden.

Leider hat die Behandlung auch Nachteile, denn die Substanzen legen einen natürlichen Reparaturmechanismus des Körpers lahm: Winzige Verletzungen oder Lecks der Adern werden durch den Mechanismus der Blutgerinnung sofort abgedichtet. Durch die Gabe des Lysemittels dauert das nun sehr viel länger: Das Blut versickert unbemerkt im umliegenden Gewebe. Blutungen in Magen, Darm oder Gehirn sind so möglich. Das Problem: Gehirnblutungen können lebensgefährlich werden. Deshalb darf die Lyse nur angewandt werden, wenn der Notarzt sicher ist, dass es sich tatsächlich um einen akuten Herzinfarkt handelt. Sonst würde der Patient unnötig in Gefahr geraten, wenn es sich beispielsweise um eine Gallenkolik, einen Kreislaufzusammenbruch oder eine akute Bauchspeicheldrüsenentzündung handelt.

Es gibt auch klare Gegenanzeigen: So darf eine Lysetherapie bei einem vorangegangenen Schlaganfall, Verletzungen oder Operationen in den letzten drei Wochen, bei Schwangerschaft oder einem Blutdruck über 180 mmHg nicht begonnen werden.

Nach einer erfolgten Lyse ist die Infarktbehandlung damit oft nicht abgeschlossen. War die Lyse zum Beispiel nicht erfolgreich, ist eine anschließende Behandlung mit dem Herzkatheter unbedingt notwendig.

Aber selbst wenn durch die Medikamentengabe der Infarkt bekämpft und die Lebensgefahr gebannt werden konnte, plädieren Experten für eine nachfolgende Verlegung in ein kardiologisches Zentrum mit Herzkatheterlabor. Dort veranlassen die Spezialisten eine Untersuchung mit dem Herzkatheter. Sie erkennen dann jene Engstellen, die zu dem Infarkt geführt haben, können sie aufdehnen und mit einem Stent versorgen.

Und sie können entscheiden, ob eventuell eine so genannte Bypassoperation (→ 6.5.4) sinnvoll oder notwendig ist. Bei einer solchen Operation geht es ebenfalls darum, den Herzmuskel wieder ausreichend mit Blut, also mit Sauerstoff und Nährstoffen zu versorgen. Aber statt das Gefäß aufzudehnen, werden bei der Operation „Umgehungswege" aus körpereigenen Gefäßmaterial gelegt. Das Blut kann durch diese neuverlegten „Rohre" die Engstellen umgehen und den Herzmuskel ausreichend versorgen.

6.5 Erfolgreiche Behandlung des Herzinfarktes

Ballondilatation und Bypassoperation sind also Therapien, die nicht nur die akute Lebensgefahr bannen, sondern möglichst dauerhaft den erneuten Verschluss des Gefäßes verhindern sollen. Damit sind sie der Lysetherapie überlegen. Werden diese Behandlungsmethoden nach einem Herzinfarkt nicht eingesetzt (bleibt es also zum Beispiel bei der Lyse), dann erleidet – so haben Studien ergeben – jeder fünfte Infarktpatient trotz erfolgreicher Lyse innerhalb von vier bis acht Wochen einen erneuten Infarkt.

Welche der beiden Methoden eingesetzt wird, um die Engstellen zu beseitigen und die Durchblutung des Herzmuskels wieder zu gewährleisten, hängt davon ab, wie viele Engstellen die Herzkranzgefäße letztlich aufweisen,

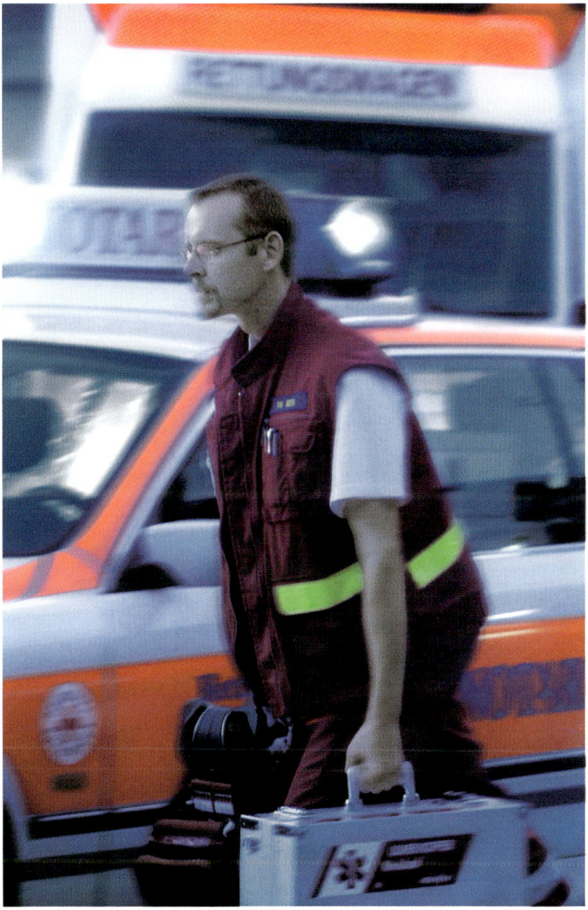

wo sie sich befinden und wie groß die Verengung ist. Geklärt wird das durch die Herzkatheteruntersuchung. Dabei fällt auch unmittelbar die Entscheidung, ob die Engstelle mit einem Ballon geweitet werden kann oder ob eine Bypassoperation sinnvoller ist. Grundsätzlich wird man nur an eine Operation denken, wenn eine Ballondilatation nicht möglich oder misslungen ist oder wenn sie zu riskant erscheint.

Visite-Tipp

Herzinfarktbehandlung mit Qualitätssiegel

Wer einen Herzinfarkt erleidet, wird in die nächstgelegene Klinik gefahren. Es geht um Minuten, die lebensrettend sein können. Da kann und soll man sich nichts aussuchen. Es geht ums Überleben. Wenn die Lebensgefahr allerdings gebannt ist und eine Weiterbehandlung mit Herzkatheter oder Operation ohne Notfallindikation angeraten wird, sollte man sich schon nach einer geeigneten, sprich guten Herzklinik umsehen. Heute veröffentlichen Krankenhäuser Zahlen, an denen sich die Qualität messen lässt. Ein Kriterium zum Beispiel ist die Sterblichkeit bei Bypassoperationen.
In Herzzentren liegt die Sterblichkeit für eine Routine-Bypassoperation unter zwei Prozent.
Bei einem notwendigen und geplanten Kathetereingriff sollten folgende Kriterien eine Rolle spielen:

- Das Team und jeder einzelne Arzt des Teams sollte über ausreichend Erfahrung verfügen. Das heißt, das Team sollte mindestens 1000 Katheter-Eingriffe pro Jahr vorweisen können, jeder einzelne Arzt mindestens 300.
- Für einen Notfall muss ein herzchirurgisches Team innerhalb von 30 Minuten erreichbar sein, um gegebenenfalls sofort eine Bypassoperation durchführen zu können.
- Die Erfolgsrate mit dem Ballonkatheter (Aufdehnung des verengten, verschlossenen Gefäßes) sollte bei 95 Prozent liegen, die Quote schwerer Komplikationen unter 1,5 Prozent.

6.5.1 Ballondilatation

Bei der Ballondilatation schiebt der Arzt einen sehr biegsamen und sehr dünnen Katheter von der Arterie in der Leiste oder im Arm über die Aorta in die Herzkranzgefäße. Während des gesamten Eingriffs ist der Patient bei vollem Bewusstsein. Nur die Einstichstelle für die Katheter wird örtlich betäubt. Entlang dieser hohlen „Führungsschiene" führt der Arzt dann einen feinen, flexiblen Draht in die Ader bis zu der Engstelle im Herzgefäß, die die Versorgung von Bereichen des Herzmuskels unterbrochen hat. Er durchbohrt, wenn nötig, die Engstelle und schiebt den Draht weiter vor. Zur Kontrolle beobachtet der Arzt sein Vorgehen über einen Monitor, auf dem ein Röntgenbild den Weg des Drahtes abbildet. Kontinuierlich werden Röntgenaufnahmen gemacht. So weiß der Arzt immer, wo sich der Draht befindet und ob er sein Ziel schon erreicht hat.

Hat der Draht die Engstelle passiert, erfolgt die eigentliche Infarktbehandlung. Jetzt wird ein kleiner, länglicher Ballon an der Spitze des Katheters aufgeblasen. Bei der Entfaltung drückt der

Ballon die störenden, einengenden Ablagerungen an die Gefäßwand und macht so den Weg für das Blut und die Versorgung des betroffenen Herzmuskelareals wieder frei. Ist der Ballon voll aufgeblasen, verschließt er das Gefäß. Der Patient kann dann Schmerzen und ein Engegefühl im Brustkorb verspüren, ganz ähnlich wie bei einem Angina-Pectoris-Anfall. Wird die Luft wieder aus dem Ballon gelassen, verschwinden die Beschwerden wieder. Bei vielen Patienten genügt es nicht, den Ballon nur einmal aufzublasen. Die Engstelle lässt sich nur durch mehrmalige Anwendungen beseitigen. Am Ende der Behandlung wird der Ballonkatheter aus dem Führungsschlauch gezogen und Kontrastmittel hinein gegeben. Auf dem Röntgenmonitor kann der Arzt nun das markierte Blut verfolgen und sehen, ob der Weg für das Blut wieder frei ist.

Meist wird gleichzeitig ein Stent, ein Maschendrahtgeflecht, zur Gefäßstütze eingesetzt und der Führungsdraht danach zurückgezogen.

Zur Behandlung eines Herzinfarktes wird meist nur die Engstelle aufgedehnt, von der der Infarkt ausgegangen ist. Weitere gefährliche Stenosen werden je nach Einschätzung der Spezialisten später behandelt, bei einem weiteren Herzkathetereingriff oder durch eine Bypassoperation.

Die Ballondilatation wird nicht nur zur akuten Infarktbehandlung eingesetzt, sondern auch, um Patienten mit einer koronaren Herzkrankheit vor einem Herzinfarkt zu bewahren. Dann handelt es sich allerdings um eine geplante Untersuchung bzw. einen vorbereiteten Eingriff. Sie wird von Ärzten dem Patienten meist vorgeschlagen, wenn Ablagerungen eine Herzkranzarterie zu mehr als 60 bis 70 Prozent einengen und/oder wenn der Betroffene dadurch unter Angina-Pectoris-Anfällen leidet, die mit Medikamenten nicht mehr ausreichend behandelt werden können. Voruntersuchungen haben dann zunächst den Verdacht erhärtet, dass es sich um eine Durchblutungsstörung des Herzmuskels handelt.

Die Ärzte veranlassen vor jedem geplanten Kathetereingriff ein Ruhe-EKG und ein Belastungs-EKG. Damit kann oft gut erkannt werden, ob der Herzmuskel bereits zu wenig Sauerstoff bekommt. Um die Herzfunktion zu beurteilen, wird eine Echokardiografie, eine Ultraschalluntersuchung des Herzens, angeordnet. Ergibt sich aus all diesen Untersuchungen der Verdacht, dass Herzgefäße sehr stark verengt oder gar

Bei einer Durchblutungsstörung verändern sich die Herzströme. Dieses kann der Arzt im EKG sehen.

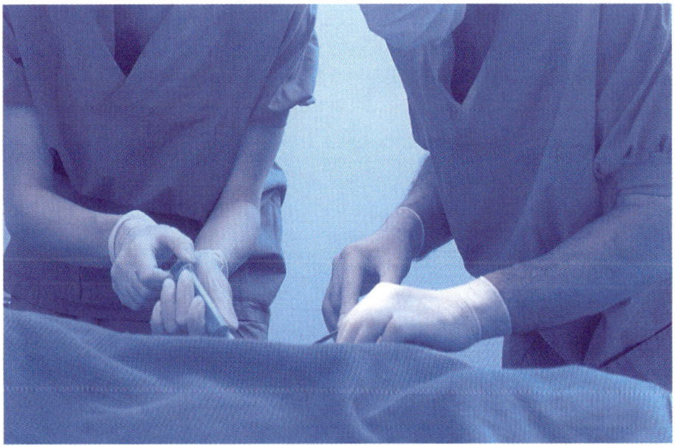

durch Blutgerinnsel blockiert sein könnten, wird eine Herzkatheteruntersuchung veranlasst.

Nur diese nämlich liefert wirklich genaue Informationen über den Zustand der Herzkranzgefäße. Dann dient der Kathetereingriff zunächst der Diagnostik. Die Ärzte wollen wissen, wo genau es zu Engstellen in den Herzgefäßen gekommen ist und wie stark die Arterien bereits verengt sind. Oftmals wird direkt an die Untersuchung eine Behandlung, eine Ballondilatation, angeschlossen, nämlich dann, wenn der Arzt einschätzt, dass die aufgespürten Engstellen in den Herzgefäßen mit dieser Methode erfolgreich beseitigt werden können.

Die Erfolgsraten einer Ballondilatation liegen derzeit in qualifizierten Katheterlaboren bei 95 Prozent. Die Wirkung der Aufdehnung mit und ohne Stent setzt sofort ein und hält bei 70 bis 80 Prozent aller Patienten über viele Jahre an. Die größte Gefahr einer Wiedereinengung (Restenose) besteht in den ersten sechs Monaten nach der Behandlung. Bei etwa 20 bis 30 Prozent der Patienten kommt es zu einer solchen Restenose, die nicht immer Beschwerden bereitet und sich auch nicht immer im EKG zeigt. Deshalb empfehlen Ärzte Patienten nach einem Infarkt oder infarktgefährdeten Patienten nach Ablauf dieser sechs Monate eine Kontrolluntersuchung mit dem Herzkatheter. Hierbei können die Ärzte dann eine eventuelle erneute Einengung wieder aufdehnen.

Bei einem notwendigen und geplanten Kathetereingriff sollten Sie Qualitätskriterien berücksichtigen – das Ärzteteam sollte mindestens 1000 Katheter-Eingriffe pro Jahr vorweisen können.

Verspüren Betroffene nach einer Ballondilatation die alten Angina-Pectoris-Beschwerden, sollten sie sich rasch mit ihrem Kardiologen oder der Klinik in Verbindung setzen. Meist ist dann schnellst möglich eine erneute Ballondilatation notwendig.

Problematisch kann die Ballondilatation sein, wenn es sich um extrem starke oder um sich sehr lang im Gefäß erstreckende Verengungen handelt. Ebenfalls fast unzugänglich für den Katheterballon sind stark geschlängelte Gefäße oder sehr elastische, nachgiebige Stenosen.

6.5.2 Stent – Stütze für verengte Gefäße

Noch immer ist nicht hinreichend geklärt, warum einmal erfolgreich aufgedehnte Herzkranzgefäße wieder verengen und es sogar erneut zu einem Herzinfarkt kommen kann. Man weiß aber, dass die Beschaffenheit der Einengung für das Risiko eine Rolle spielt: Bei langstreckigen Einengungen, Verengungen in kleinen Gefäßen und Engstellen bei Diabetespatienten besteht ein hohes Rückfallrisiko.

Als gesichert gilt, dass Gefäßstützen aus Maschendraht, Stents, das Rückfallrisiko um rund 30 Prozent vermindern können.

Der Stent aus Maschendraht soll das Gefäß von innen abstützen und verhindern, dass es sich erneut verschließt. Er wird durch den Führungsdraht mit Hilfe des Ballonkatheters bis an die ehemalige und nun aufgedehnte Engstelle vorgeschoben und so entfaltet, dass er sich dicht an die Arterienwand schmiegt. Er drückt dabei die Innenhaut, die bei einer Dilatation immer ein wenig einreißt, wieder an die Arterienwand und soll durch Plattdrücken der Angriffsfläche verhindern, dass sich an der Verletzungsstelle erneut Blutgerinnsel bilden.

Die Innenhaut der Ader überwächst das Geflecht innerhalb von zwei bis vier Monaten, deckt es quasi ab. Bis dahin besteht die Gefahr, dass sich an dem Metall Blutplättchen zusammenlagern. Um das zu verhindern, werden schon beim Legen des Stents bis vier Wochen danach Medikamente gegeben, die diese Zusammenballung verhindern können.

Stents, das haben Studien gezeigt, können ein Gefäß länger offen halten als nur eine Ballondilatation. Trotzdem bilden sich innerhalb eines halben Jahres bei vielen Patienten Restenosen. Das Gefäß verengt, vor allem, weil sich durch die Aufdehnung wulstige Narben in den Arterien gebildet haben. Die neue Engstelle muss wieder aufgedehnt werden und bedarf zusätzlicher Behandlung.

Seit kurzem werden jedoch auch Stents angewendet, die mit Medikamenten beschichtet sind. Das Drahtgeflecht gibt Wirkstoffe an die Umgebung ab, die das Immunsystem unterdrücken und das Zellwachstum blockieren. Das Zellwachstum in der Gefäßinnenhaut soll also an der gefährdeten Stelle möglichst unterbunden werden, um das Gefäß dauerhaft offen zu halten.

Studien haben gezeigt, dass die Behandlung tatsächlich gelingt. Diese Spezialstents halten im Vergleich zu normalen Stents die Ader deutlich besser offen. Und das auch, wenn es sich in der Länge um ausgedehntere Plaquebildungen handelt. Auch Patienten mit Diabetes, die besonders zu einer Wiederverengung des Gefäßes neigen, profitieren von der Behandlung mit beschichteten Stents.

Noch aber gibt es keine Langzeiterfahrungen mit beschichteten Stents. In derzeit laufenden Studien zeichnet sich

Mit beschichteten Stents können Patienten schon in einem sehr frühen Stadium der koronaren Herzkrankheit behandelt werden.

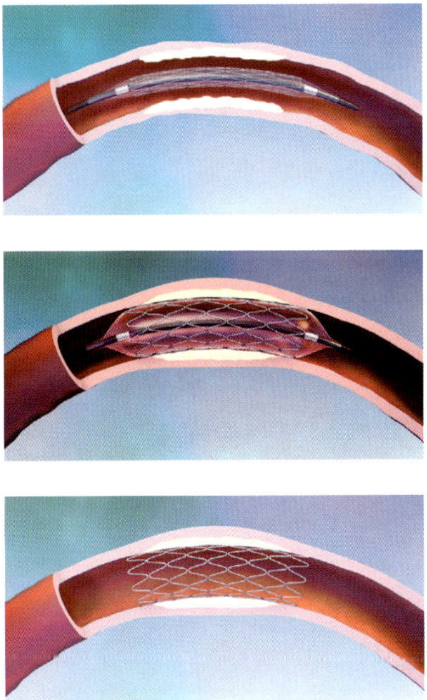

jedoch ab, dass diese Stents den unbeschichteten Stents überlegen sind.

Das wäre für viele Patienten mit einem überstandenen Herzinfarkt oder mit einer koronaren Herzkrankheit eine Hoffnung, denn es könnte ihnen eine Bypassoperation ersparen. Patienten könnten zudem schon in einem früheren Stadium der koronaren Herzkrankheit behandelt werden und somit ein Herzinfarkt vielleicht sogar abgewendet werden.

Visite-Info

Herzinfarktbehandlung – die Kosten

Für notwendige Behandlungen, wie eine Ballondilatation oder eine Bypassoperation, übernehmen die gesetzlichen und privaten Krankenkassen hierzulande die Kosten. Zuzahlungen ergeben sich bei stationärer Behandlung: zehn Euro pro Krankenhaustag. Bei Einlieferung in die Rettungsstelle werden ebenfalls zehn Euro fällig, unabhängig davon, ob Sie in dem betreffenden Quartal schon bei einem Arzt waren.

Tipp: Sammeln Sie alle Belege über Zahlungen im Krankheitsfall und rechnen Sie sie am Ende des Jahres zusammen. Haben Sie von der Kasse eine Zuzahlungsbefreiung, dann führen Sie diese mit sich.

Leider gibt es auch Behandlungen, die nicht immer von den Kassen bezahlt werden. So zahlen die privaten Krankenkassen derzeit zwar die Mehrkosten für einen beschichteten Stent, die gesetzlichen Kassen jedoch nur im Ausnahmefall. Nicht ohne Grund: Ein normaler Stent kostet etwa 150 bis 500 Euro, ein beschichteter 2300 Euro. Sie müssten also unter Umständen etwa 2000 Euro für den Stent zahlen, wenn bei Ihnen der Einsatz eines beschichteten Stents in Frage käme, mitunter sogar die Kosten für den gesamten Eingriff.

6.5.3 Radioaktive Bestrahlung

Eine zweite Möglichkeit, um die Gefäße im Bereich des Stents langfristig offen zu halten, ist die so genannte Brachytherapie. Dabei werden Gefäße von innen radioaktiv bestrahlt. Die Strahlung soll die Zellen der Aderwand im Wachstum einschränken, um die erneute Entstehung einer Engstelle zu verhindern.

Bei der Behandlung wird ein spezieller Katheter bis zur Engstelle vorgeschoben. Ein kurzer Draht, der mit einer äußeren radioaktiven Quelle in Verbindung steht, bleibt einige Minuten im Katheter und sendet exakt dosierte Röntgenstrahlen. So werden nur Gewebeschichten getroffen, die den Stent umhüllen. Das aufwendige Verfahren wird nicht häufig praktiziert, ist aber vor allem, wenn die Engstelle am Stent wiederholt zu Stenosen, also Verengungen, neigt, erfolgversprechend.

6.5.4 Bypassoperation

Kommen Ärzte bei einer Katheteruntersuchung jedoch zu der Ansicht, dass eine Ballondilatation (→ 6.5.1) das bedrohte Gefäß nicht wieder öffnen und so eine ausreichende Durchblutung des Herzmuskels gewährleisten könnte, müssen sie nach anderen Möglichkeiten suchen. Bei einem Herzinfarkt müssen derartige Entscheidungen mitunter sehr schnell getroffen werden. Im Akutfall wird der Patient dann vom Katheterlabor in den Operationstrakt verlegt und bekommt eine Vollnarkose.

Bei der Operation geht es darum, dem Blut in den verstopften Herzkranzarterien einen neuen Weg zu bahnen – einen Bypass. Diese Bypässe, also die Umgehungsgefäße, entnehmen die Chirurgen dem Patienten. Entweder dienen dafür die beiden Brustwandarterien, die links und rechts des Brustbeins innerhalb des Brustkorbs verlaufen und im Wesentlichen der Blutversorgung des Brustbeins und der Rippen dienen. Werden sie als Bypass verwendet, erhält die Brustwand über andere Arterien dennoch genügend sauerstoffreiches Blut. Man spricht dann von einem arteriellen Bypass.

Alternativ entnimmt der Arzt während der gleichen Operation Venensegmente aus dem Unter- oder Oberschenkel des Patienten.

Da die arteriellen Bypässe viel länger offen bleiben, wird zumindest das Einpflanzen einer Arterie versucht. Nach zehn Jahren sind nur noch rund die Hälfte der venösen Bypässe durchgängig, die arteriellen Bypässe aber zu 80 bis 90 Prozent.

Die Entscheidung für eine Bypassoperation bzw. gegen eine Ballondilatation fällen Ärzte sowohl bei einem akuten Infarkt als auch bei einem geplanten Eingriff im Zusammenhang mit einer schweren koronaren Herzkrankheit nach klaren Kriterien. Die Gefäße können zum Beispiel so stark verkalkt sein und die Engstellen im Gefäß so ungünstig liegen, dass eine Ballondilatation zu einem kompletten Verschluss des Blutgefäßes und damit letztlich zu einem Infarkt führen könnte.

Visite-Info

Bypass durchs „Schlüsselloch“?

Grundsätzlich können heute bestimmte Bypässe auch schonend gelegt werden, minimal invasiv, durch einen kleinen Schnitt unter der linken Brust. Durch diesen Spalt werden dann Sonden, Lichtquellen, Kamera, Skalpell und andere Instrumente vorgeschoben.

Der Chirurg legt dann die Bypässe durch diese kleine Öffnung.

Die Vorteile: Das Brustbein muss nicht eröffnet werden, und es bleibt nur eine kleine Narbe.

Aber es gibt Risiken: Nicht alle Gefäße werden durch den kleinen Schlitz sichtbar. Und der Handlungsspielraum des Chirurgen ist eingeschränkt. Bei einem offenen Brustkorb ist das Herz zugänglich und jederzeit können notwendige Maßnahmen zur Lebensrettung ergriffen werden. Ein weiterer Nachteil ist, dass die Rippen stark auseinander gedehnt werden müssen. Dabei können Nerven beschädigt werden, was dann oft mehr Schmerzen als ein normaler Eingriff verursacht.

Wird unmittelbar nach einem Herzinfarkt eine Bypassoperation als lebensrettende Maßnahme durchgeführt, wird immer der Brustkorb eröffnet, um bei Komplikationen sofort am gesamten Herzen eingreifen zu können.

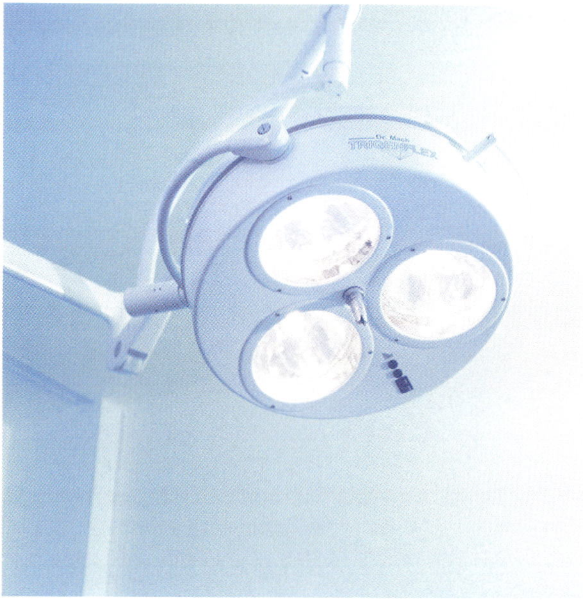

Heute veröffentlichen Krankenhäuser Zahlen, an denen sich die Qualität bestimmter Eingriffe messen lässt.

Eine Bypassoperation ist auch angezeigt, wenn alle drei Hauptäste der Herzkranzgefäße betroffen sind oder sich die Pumpleistung des linken Herzens (das sauerstoffreiches Blut in die Aorta pumpt) durch den Infarkt schon derart verschlechtert hat, dass eine Ballondilatation zu riskant wäre. Auch wenn komplette Gefäßverschlüsse erkennbar sind, die mit einem Katheterverfahren nicht behoben werden können, ist das Risiko einer Ballondilatation zu hoch.

Wenn bei einer instabilen Angina Pectoris ein Gerinnsel droht, eines der Gefäße vollkommen zu verschließen, also ein Herzinfarkt unmittelbar bevorsteht, werden Ärzte meist ebenfalls auf eine Katheterisierung verzichten.

Visite-Forschung

Bypassoperation ohne Herz-Lungen-Maschine

Für Risikopatienten, bei denen z. B. die Pumpleistung der linken Herzkammer schlecht ist, die schon Infarkte hinter sich haben oder an schweren Krankheiten wie Diabetes, Krebs, Leber- oder Nierenstörungen leiden, wäre der Einsatz einer Herz-Lungen-Maschine zu riskant. Eine Bypassoperation wäre dann unvertretbar gefährlich. Aber auch diesen Patienten können Ärzte jetzt helfen. Sie verlegen die Bypässe im so genannten Off-pump-Verfahren. Dabei legen sie nur genau den Abschnitt des Herzens still, an dem der Bypass an der Herzarterie angebracht werden soll – und zwar mit speziellen Stabilisatoren. Die anderen Teile schlagen weiter. Noch ist die Methode kein Routineverfahren. Denn oftmals benötigt der Chirurg für die erfolgreiche Feinarbeit an den Gefäßen ein komplett stillgelegtes Herz.

Eine Bypassoperation wird immer unter Vollnarkose durchgeführt. Während des Eingriffs wird der Kreislauf ständig überwacht.

Um zum Herzen zu gelangen, wird das Brustbein geöffnet. Dann werden die gewonnenen Bypässe vor und nach der Engstelle an den Herzkranzgefäßen einge-näht. Dafür muss der Patient an die Herz-Lungen-Maschine angeschlossen werden, damit am stillgelegten Herz operiert werden kann. Die Maschine übernimmt für etwa ein bis zwei Stunden die Funktion von Lunge und Herz.

Nach dem Abklemmen der Hauptschlagader und dem Einsatz der Maschine wird das Herz mit einer Spezialflüssigkeit stillgelegt und auf eine Temperatur unter 15 °C heruntergekühlt. Dadurch kann das Herz die Blutleere überstehen. Andernfalls würden Zellen zugrunde gehen.

Unter diesen Bedingungen kann der Chirurg in Ruhe präzise die Bypässe annähen.

Nach der Operation bleibt der Patient etwa zwei Tage zur Überwachung auf der Intensivstation. Ärzte beobachten, ob der Eingriff Komplikationen nach sich zieht. Nach fünf bis acht Tagen schon wird der Patient aus dem Herzzentrum entlassen und zur Anschlussheilbehandlung in eine Rehaklinik überwiesen.

Visite-Info

Künstlicher Kälteschlaf nach Herzinfarkt rettet Leben

Trotz schneller Rettung können nach einem Infarkt schwere Folgeschäden auftreten. Oft sind innere Organe oder das Gehirn durch den Sauerstoffmangel beschädigt. Auch das Wiedereinsetzen des Blutflusses birgt Gefahren: Stoffwechselprodukte und Zellgifte werden freigesetzt und können die Organe weiter schädigen.

Hilfe verspricht ein künstlicher Kälteschlaf. Dabei wird der Patient über einen speziellen Katheter heruntergekühlt. An dem Katheter sitzen kleine Ballons, durch die kalte Kochsalzlösung fließt, die Körpertemperatur lässt sich so auf 33 Grad absenken.

Durch die Kälte wird der Stoffwechsel des Körpers gemindert, innere Organe und das Gehirn benötigen weniger Sauerstoff und halten eine Mangeldurchblutung länger aus.

Ein 24-stündiger Kälteschlaf hilft wiederbelebten Patienten, die enorme Belastung besser zu überstehen. Durch den „heruntergefahrenen“ Stoffwechsel wird zudem vor allem das Gehirn vor schädlichen Abbauprodukten geschützt. Die Chance mit einer intakten Gehirnleistung zu überleben, steigt.

Nach einem Tag wird die Körpertemperatur wieder normalisiert. Es gibt aber erst wenige Intensivstationen, die mit dieser Methode arbeiten, Langzeiterfahrungen fehlen noch.

Visite-Forschung

Stammzellen sollen Herz wieder stärken

Ein Herzinfarkt bleibt meist nicht folgenlos, denn bis zu 40 Prozent der vier bis fünf Milliarden Herzzellen können abgestorben sein. Überall dort nämlich, wo Teile des Herzmuskels zu lange unter Sauerstoffmangel gelitten haben, während das versorgende Gefäß verstopft war.

Wissenschaftler versuchen jetzt, mit Hilfe von Stammzellen das abgestorbene Gewebe wieder zu reaktivieren.

Stammzellen, sind jene Urzellen des Menschen, die sich in jede Art von Zelle (Herz, Muskel, Leber usw.) verwandeln können. Sie sind also regelrechte Alleskönner. Allerdings sind Stammzellen von erwachsenen Menschen weniger wandlungsfähig als zum Beispiel die Stammzellen von Neugeborenen oder von Embryonen.

Die Stammzellbehandlung bei Herzinfarkt ist keine Akuttherapie. Denn zuerst müssen die Stammzellen aus dem Blut oder dem Knochenmark des Patienten entnommen und im Labor vermehrt werden. Dann werden die nachgezüchteten Zellen mit Hochdruck direkt an die Stelle in das Herzgewebe gespritzt, die durch den Infarkt geschädigt wurde.

Nach einem Herzinfarkt ist das abgestorbene Gewebe für den Herzmuskel unbrauchbar geworden, da es die Pumpfunktion des Herzens nicht mehr unterstützen kann. Die Hoffnung der Wissenschaftler ist, dass die Stammzellen vor Ort die Herzmuskelzellen zur Neubildung anregen. Die Stammzellen selbst bilden keine neuen Herzzellen. Das langfristige Ziel ist, da man den Infarkt nicht rückgängig machen kann, dem Patienten dadurch eine Schwächung des Herzmuskels, also eine Herzinsuffizienz zu ersparen.

An der Uniklinik Frankfurt wurden Patienten bereits mit Stammzellen aus dem Rückenmark behandelt. Erste Ergebnisse sind ermutigend: ein Rückgang von 30 bis 40 Prozent der Infarktfolgen und im Schnitt eine Zunahme der effektiven Pumpleistung des Herzmuskels um bis zu zehn Prozent. Auch an den Unikliniken Düsseldorf und Rostock sind bereits Patienten mit Stammzellen behandelt worden.

6.6 Nach der Akutbehandlung

War die Akutbehandlung erfolgreich und hat der Patient den Herzinfarkt und die zur Lebensrettung eventuell notwendigen Eingriffe überstanden, wird er im Krankenhaus zunächst auf der Intensivstation lückenlos überwacht. Es wird alles getan, um seinen Zustand wieder zu stabilisieren. Herzschlag, Blutdruck und meist auch Sauerstoffgehalt des Blutes werden kontinuierlich auf einem Bildschirm überwacht. Erneute Blutuntersuchungen können den Ärzten Informationen über das Ausmaß des Herzinfarktes, Risikofaktoren und Begleiterkrankungen geben. Mit dem EKG kann man jetzt den Verlauf des Infarktes beurteilen. Denn Stunden später zeigen sich nun die Auswirkungen des Gefäßverschlusses am Herzen. Das durch den Infarkt abgestorbene Herzmuskelgewebe zeigt keine elektrische Aktivität mehr. Mit Ultraschall kann die Herzfunktion exakt überwacht und gemessen werden.

Die lückenlose Überwachung nach der Akutbehandlung lässt Rückschlüsse auf den Verlauf des Infarktes zu.

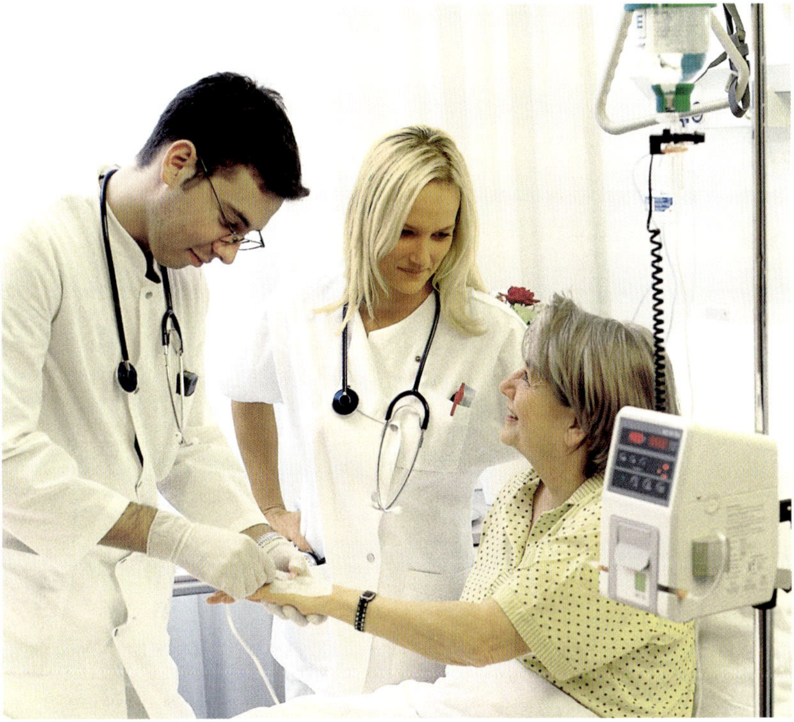

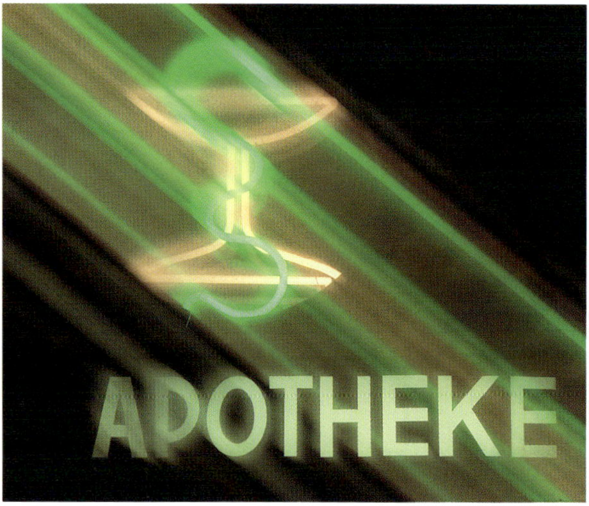

6.6.1 Medikamente nach dem Infarkt

Detaillierte Informationen bietet das Handbuch „Medikamente" der Stiftung Warentest.

Wie schon in der Notfallsituation werden jetzt im Krankenhaus weiterhin Beruhigungs- und Schmerzmedikamente, aber auch Mittel, die später zu Hause dauerhaft weiter eingenommen werden müssen, gegeben. Es sind Medikamente, die Patienten, die vor dem Infarkt bereits an einer koronaren Herzkrankheit gelitten haben, bereits kennen.

Zu beachten ist jedoch, dass der Infarkt bei jedem Patienten anders verläuft und auch die Folgen unterschiedlich sein können. Es bestehen auch oft Begleiterkrankungen wie zum Beispiel Diabetes, Nierenerkrankungen, Asthma oder Prostataerkrankungen. Entsprechend individuell wird der Arzt die Medikamente auswählen und dosieren.

Die wichtigsten Medikamente sind im Folgenden besprochen.

Blutdrucksenker

Häufig verordnet werden Betablocker. Sie können zum einen die Gefahr des bedrohlichen Kammerflimmerns senken. Außerdem reduzieren sie den Sauerstoffbedarf des Herzmuskels, wirken gegen Herzrhythmusstörungen und senken den Blutdruck. Sie beeinflussen das sympathische Nervensystem. Jenes System also, was Körperfunktionen steuert, die dem Willen nicht unterworfen sind, wie etwa Herzfrequenz, Weite der Blutgefäße oder der Bronchien. Das Herz schlägt unter der Einnahme von Betablockern langsamer. Sie erhöhen nach einem Infarkt nachweislich die Überlebensrate.

Visite-Info

Achtung Frauen

Betablocker haben bei Frauen mitunter eine stärkere Wirkung als bei Männern. Frauen sollten deshalb mit dem Arzt reden, ob die Dosis eventuell herabgesetzt werden muss. Feststellen lässt sich das, indem man den Wirkspiegel im Blut untersuchen lässt. Frauen sollten zudem besonders auf Nebenwirkungen achten: Schlägt das Herz zu langsam, sind Füße und Hände ständig kalt.

ACE-Hemmer

ACE-Hemmer beugen einer Schwächung der linken Herzkammer vor. Diese Herzschwäche kann Folge eines Herzinfarktes sein. Denn das Herz ist durch den Infarkt oft so geschwächt, dass es das Blut nicht mehr ausreichend kraftvoll in den Körper- und Lungenkreislauf pumpen kann. Es kommt in der linken Herzkammer zu einem Rückstau des Blutes und zu einer Erweiterung derselben, die dann weiter an Pumpkraft verliert.

ACE-Hemmer stellen die Adern weit und senken so den Blutdruck. Es gibt verschiedene Wirkstoffe, die sich in Wirkstärke und Wirkdauer unterscheiden. Einige wirken sehr schnell (nach 20 bis 30 Minuten) und sehr kurz (Maximum zwei Stunden). Andere Substanzen wirken später (nach ein bis zwei Stunden) und länger (Maximum drei bis vier Stunden). Auch bei den ACE-Hemmern muss man auf die Nebenwirkungen achten: ACE-Hemmer haben sich bei Behandlung nach Herzinfarkt allein oder in Kombination mit Betablockern als besonders vorteilhaft erwiesen.

Visite-Info

Achtung Frauen

Nachts kann es vor allem bei Frauen unter der Einnahme von ACE-Hemmern zu einem unangenehmen Reizhusten kommen. Der Arzt kann dann ähnlich wirkende Substanzen, Sartane, verordnen.
Sie unterscheiden sich nur im Wirkmechanismus und sind meist gut verträglich.
Sartane sind in ihrer Wirksamkeit bei hohem Blutdruck auch an Frauen gut getestet.
Es gilt als erwiesen, dass diese Mittel bei Frauen mit hohem Blutdruck das Risiko einer Herz-Kreislauf-Erkrankung um 10 Prozent senken können.

Gerinnungshemmende Medikamente

Diese Medikamente werden ebenfalls nach einem Herzinfarkt häufig eingesetzt. Immer dann, wenn sich im Herz-Ultraschall zeigt, dass sich in der linken Herzkammer Blutgerinnsel gebildet haben. Etwa drei Monate werden die Mittel verschrieben. Sie setzen für diese Zeit die Gerinnungsfähigkeit des Blutes herab. Während dieser Zeit muss die Blutgerinnung ständig kontrolliert werden. Wichtig ist der so genannte Quickwert, die gemessene Gerinnungszeit. Sie muss stimmen, damit nicht zu hoch oder zu niedrig dosiert wird. Beides birgt Gefahren: Bei zu hoher Dosis, wird das Blut zu flüssig und es können sich lebensbedrohliche Blutungen zum Beispiel im Gehirn einstellen. Wird das Präparat zu niedrig dosiert, ist das Blut zu dickflüssig und es kann sich wieder ein Blutpfropf bilden. Ein normaler Quickwert liegt zwischen 70 bis 130 Prozent.

Unter www.medikamente-im-test.de können Sie sich bei Stiftung Warentest im Internet über Medikamente informieren.

Für die Gerinnungs-Selbstkontrolle werden Schulungen angeboten. Informationen gibt es im Internet unter www.herzstiftung.de und www.asaev.de

Der Therapiewert liegt bei 15 bis 25 Prozent. Wer nicht selbst misst, muss alle drei Wochen zum Arzt und hat einen Nachteil. In der Zwischenzeit nämlich schwanken die Werte oft, da sie noch nicht richtig eingestellt sind. Die Vorteile der Selbstmessung sind dagegen: bessere Einstellung, höhere Lebenserwartung und Lebensqualität. Die Selbstmessung erfolgt mit Blut aus der Fingerkuppe, Teststreifen und einem Messgerät einmal in der Woche. Für den Betroffenen ist es allerdings schwierig einzuschätzen, worauf die abweichenden Werte beruhen, und die Dosis immer wieder den aktuellen Messwerten anzupassen. Dieses Wissen kann man aber in speziellen Schulungen in Krankenhäusern und Arztpraxen erwerben.

Visite-Info

Kosten für den Blutgerinnungs-selbsttest

In Deutschland übernehmen die Krankenkassen die Kosten für Messgerät, Teststreifen, Blutentnahme-Lanzetten sowie die notwendigen Qualitätskontrollen des Gerätes. Bedingungen sind die Bescheinigung der Teilnahme an einer Schulung und die Verordnung seitens des Arztes. Der muss bescheinigen, dass die Einnahme in den nächsten Jahren, also nicht nur kurzfristig, notwendig ist. Wer also nur kurzfristig nach einem Herzinfarkt die Medikamente einnehmen muss, kann und sollte sich vom Arzt kontrollieren lassen.

Diuretika

Diuretika führen dazu, dass der Körper vermehrt Wasser ausschwemmt. Dadurch verringern sich die Blutmenge und der Blutdruck. Das Herz wird entlastet, was besonders bei einer Herzschwäche nach Infarkt wichtig ist. Diuretika gehören mit zu den best untersuchten und bewährtesten Mitteln bei hohem Blutdruck.

Kalziumantagonisten

Kalziumantagonisten sind Gegenspieler zum Kalzium, das an den glatten Muskelzellen wirkt. Diese wiederum regulieren die Weite der Blutgefäße. Strömt Kalzium in die Muskelzellen, ziehen sie sich zusammen und verengen die Adern. Mit Kalziumantagonisten lässt sich das teilweise verhindern. Der Blutdruck sinkt.

Aber sie können die Herzkraft schwächen und dürfen deshalb nicht bei einer Herzschwäche nach Infarkt eingenommen werden.

Nitrate

Nitrate erweitern die Venen. Folge ist, dass sich das Blut verstärkt in den Körpervenen sammelt und verlangsamt und in geringeren Mengen zum Herzen zurückfließt. Das entlastet schnell und wirksam das Herz und senkt den Sauerstoffbedarf des Herzens. Es kommt dann vorübergehend mit der geringeren Sauerstoffmenge zurecht, die auf Grund der verengten Herzkranzgefäße (koronare Herzkrankheit) zur Verfügung steht. Die Schmerzen, die durch einen solche Minderdurchblutung entstehen, also die typischen Angina-Pectoris-Beschwerden lassen nach. Diese Symptome können auch nach einem Herzinfarkt auftreten, weil neben den behandelten Verengungen auch noch anderen Herzgefäße betroffen sein können.

Es gibt Nitratpräparate als Spray oder Kapsel zum Zerbeißen mit nur kurz anhaltender Wirkung für akute Anfälle von Angina Pectoris. Sie verringern die Belastung des Herzens, und das schmerzhafte Engegefühl in der Brust verschwindet. Es gibt auch Nitratpräparate zur langfristigen Vorbeugung solcher Anfälle. Allerdings muss darauf geachtet werden, dass die Mittel nicht rund um die Uhr genommen werden, dann nämlich kann die Wirkung nachlassen.

Antiarrhythmika

Wenn der Patient nach einem Herzinfarkt Herzrhythmusstörungen hat, müssen Medikamente verabreicht werden, um das Risiko einer lebensgefährlichen Rhythmusstörung abzuwenden. Es gibt dafür ganz verschiedene Wirkstoffe mit unterschiedlichen Wirkprinzipien und Effekten, teilweise haben sie aber auch gefährliche Nebenwirkungen. Die Notwendigkeit und den Einnahmemodus sollte deshalb nur ein Kardiologe bestimmen.

Digitalis

Falls nach einem größeren Infarkt die körperliche Leistungsfähigkeit beeinträchtigt ist, kann mit Digitalis die Herzkraft gesteigert werden. Die Inhaltsstoffe des Fingerhutes erhöhen die Konzentration von Kalzium in der Herzmuskelzelle und verbessern so die Schlagkraft des Herzens. Das ist vor allem bei Herzschwäche gut, denn das Herz ist stärker belastbar und der Körper lagert keine Flüssigkeit mehr ein. Die Mittel können außerdem einen zu schnellen Herzschlag verringern und werden deshalb auch zur Behandlung von Herzrhythmusstörungen nach Herzinfarkt eingesetzt. Die Dosis muss vom Arzt sehr genau eingestellt werden. Die Grenze zwischen einer wirksamen und helfenden Dosis und einer gefährlichen, giftigen ist sehr eng.

Als Folge eines Herzinfarktes stellt sich oft eine Herzschwäche ein, die von Leistungsschwäche, Müdigkeit, Herzrhythmusstörungen und Atemnot gekennzeichnet ist.

Visite-Info

Achtung Frauen

Es gibt Studiendaten, die darauf hinweisen, dass Frauen Digitalis-Präparate schlechter vertragen als Männer. Frauen starben danach bei einer Behandlung mit Digitalis häufiger als bei einer Therapie mit Placebos, also Scheinpräparaten. Eine Behandlung der Herzschwäche mit Digitalis nach Herzinfarkt bei Frauen sollte also vom Arzt gut überlegt und genau kontrolliert werden.

Eines der wichtigsten Thrombozytenaggregationshemmer ist die Azetylsalizylsäure, bekannt u. a. als Aspirin.

Thrombozytenaggregationshemmer

Sie verhindern, dass sich die Blutplättchen (Thrombozyten) zusammenballen und einen Pfropf bilden, der dann die Ader verschließen kann. Sie werden bei einem akuten Herzinfarkt oft sofort gegeben, um einen weiteren Verschluss der Herzkranzgefäße eventuell aufzuhalten. Auch nach einer Ballondilatation (→ 6.5.1) mit Stent-Implantation (→ 6.5.2) werden sie für sechs bis zwölf Monate verordnet.

Generell empfehlen Ärzte vielen Patienten diese Mittel nach einem Herzinfarkt, um einem Wiederauftreten des Infarktes vorzubeugen. Verordnet wird für die Dauertherapie meist Azetylsalizylsäure (ASS), die als Schmerzmittel bekannt ist. Um die Klebrigkeit der Blutplättchen zu hemmen und so einer Zusammenballung vorzubeugen, genügen etwa 100 bis 300 mg ASS täglich.

Lipidsenker

Wie bei einem erhöhten Blutdruck die Gefahr eines erneuten Herzinfarktes steigt, so steigert auch ein erhöhter Blutfettspiegel dieses Risiko. Oft nehmen Herzinfarktpatienten, weil sie vorher schon unter einer koronaren Herzkrankheit litten, Lipidsenker. Damit konnte ein schon ermittelter hoher Cholesterinspiegel gesenkt werden. Andere Patienten erfahren nach einem Herzinfarkt erst durch die Blutuntersuchungen in der Klinik, dass ihr Blutfettspiegel erhöht ist. Dann werden Medikamente verordnet, die diese Fette (Lipide) senken.

Es gibt drei große Gruppen, die unterschiedliche Wirkungen haben. Am deutlichsten senken Statine den Cholesteringehalt, nämlich um 25 bis 40 Prozent, manchmal sogar bis zu 60 Prozent. Durch komplizierte Mechanismen haben sie auch eine Schutzwirkung auf die Innenwand der Blutgefäße. Sie schützen so vor Arteriosklerose und sorgen dafür, dass sich keine Ablagerungen bilden. Sie können, das haben Studien erwiesen, tatsächlich einem Herzinfarkt vorbeugen. Sie verlängern die Überlebenszeit nach einem Infarkt und schützen vor einem zweiten Infarkt. Statine werden jedoch nur verordnet, wenn die Blutfettwerte nicht durch eine Ernährungsumstellung sinken, wenn mehrere Risikofaktoren zusammenkommen oder wenn sich ein Infarkt ereignet hat.

Andere Medikamente

Medikamente, die der Betroffene vor dem Herzinfarkt eingenommen hat, müssen selbstverständlich weiter eingenommen werden, zum Beispiel gegen eine bestehende Zuckerkrankheit. Auf diese Weise ist der Patient plötzlich häufig mit einer ganzen Palette unterschiedlicher Arzneien konfrontiert, die jeden Tag eingenommen werden müssen. Wechsel- und Nebenwirkungen müssen deshalb eingehend mit dem Arzt besprochen werden.

Eine eigenmächtige Dosisveränderung oder ein Weglassen einzelner Substanzen kann bedrohliche Auswirkungen haben.

Kosten der Medikamente

Manchmal plötzlich und fast immer aber auf Dauer ist der Herzinfarktpatient auf mehrere Medikamente angewiesen. Das bedingt oft nicht nur eine Umstellung in der Lebensweise und eine Anpassung an die neue Situation. Die Vielzahl der Medikamente zieht auch Kosten nach sich. Denn auch wenn die meisten Medikamente ärztlich verordnet sind, muss der Betroffene trotzdem immer zumindest die Zuzahlung leisten.

Was viele aber nicht wissen: Auch bei Medikamenten aus der Apotheke kann man sparen.

Mittel aus der Naturheilkunde oder Ergänzungspräparate, also Mittel, die nicht verschreibungspflichtig sind, müssen meist komplett selbst bezahlt werden. Die Krankenkassen übernehmen die Kosten für die so genannten „grünen Rezepte“ nicht mehr.

Visite-Info

Medikamente – was muss man zuzahlen?

Bei allen Medikamenten, die Ihnen verschrieben werden, zahlen Sie grundsätzlich 5 Euro, egal ob das Mittel 6 oder 50 Euro kostet. Produkte, die teurer sind, werden von Ihnen mit einer Eigenbeteiligung von zehn Prozent getragen. Kostet also eine Arznei 65 Euro, so zahlen Sie 6,50 Euro. Sie zahlen für ein Medikament jedoch nie mehr als 10 Euro dazu. Wird Ihnen eine Kur verschrieben, gilt diese Regel ebenfalls. Im Normalfall zahlen Sie demnach 10 Euro pro Kur- bzw. Therapietag. Das gilt auch für die Anschlussheilbehandlung nach einem Herzinfarkt.

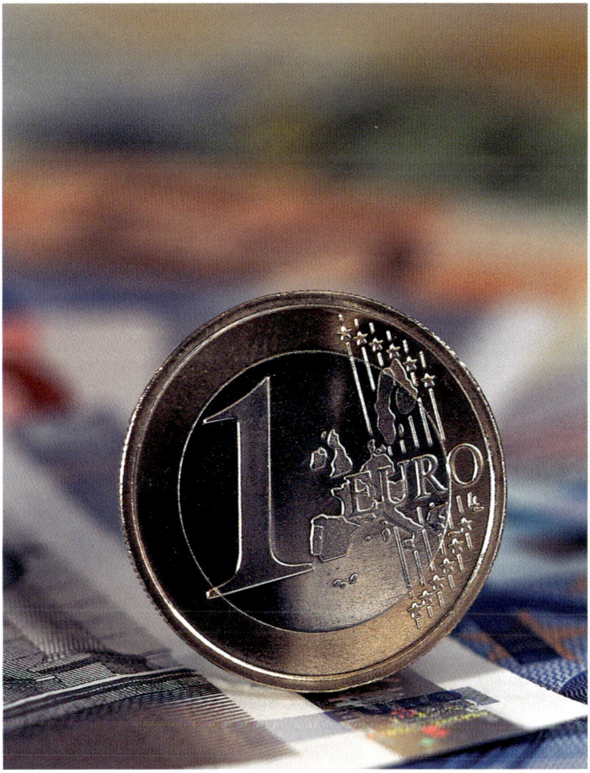

6.6.2 Medikamentenkosten senken – aber wie?

Um die Haushaltskasse der betroffenen Patienten nicht übermäßig zu belasten können die behandelnden Ärzte statt der teuren Originalprodukte oder Markenpräparate auch Nachahmermittel verschreiben. Diese so genannten Generika können ganz legal von Firmen hergestellt werden, die das Medikament selbst nicht entwickelt haben. Voraussetzung ist eine abgelaufene Patentfrist des Medikamentes.

Sparen mit Generika

Diese Arzneimittel sind bei gleicher Qualität und gleichem Wirkstoffinhalt erheblich günstiger und bedeuten keinen Qualitätsverlust, wie auch bei Stiftung Warentest zu erfahren ist. Sie wirken genauso gut wie die Originalpräparate und enthalten den gleichen Wirkstoff. Sie unterscheiden sich mitunter lediglich durch Farb-, Konservierungs- und Geschmacksstoffe vom Original. Mit diesen Nachahmermitteln kann gespart werden

Unter www.medizinfuchs.de und www.medipreis.de können online die Preise der Internetapotheken verglichen werden.

Für die Verschreibung von rezeptpflichtigen Generika genügt es, dass der Arzt auf dem Rezept das Kästchen „aut idem“ (lat.: „oder dasselbe“) ankreuzt. Der Apotheker kann dann auf Anfrage das preisgünstigste Mittel auswählen. Eine zweite Möglichkeit besteht darin, dass der Arzt nur den Wirkstoff verschreibt, auch dann kann der Apotheker vor Ort die Mittel auch unter Preis- und Zuzahlungsgesichtspunkten gemeinsam mit dem Patienten auswählen.

Allerdings gibt es auch einige Wirkstoffgruppen, die nicht ohne weiteres austauschbar sind. Die Beratung durch den Arzt ist deshalb immer unumgänglich.

Auch bei frei verkäuflichen Medikamenten lohnt es sich für die Betroffenen, die Preise zu vergleichen. Denn es gibt keine Preisbindung mehr, die für Apotheker bindend ist. Jeder Apotheker kann also freiverkäufliche Medikamente zu eigenen Preisen anbieten. Nicht unwichtig ist auch die Packungsgröße. Gerade chronisch Kranke profitieren, wenn der Arzt statt einer mittleren Packungsgröße die Großpackung verschreibt.

Sparen im Internet

Gespart werden, kann auch im Internet. Dort werden Medikamente oft günstiger angeboten. Die Preisnachlässe bei freiverkäuflichen Präparaten bewegen sich zwischen zehn bis 30 Prozent gegenüber dem normalen Abgabepreis in der Apotheke. Bei rezeptpflichtigen im Ausland bestellten Medikamenten kann der Patient einen Rabatt bekommen, der in etwa der Hälfte der Zuzahlung entspricht. Von der Onlinebestellung profitieren unter Umständen vor allem chronisch Kranke, wie Patienten, die nach einem Herzinfarkt nun oft lebenslang Medikamente einnehmen müssen.

Bestellungen können im Internet bei in- und ausländischen Anbietern vorgenommen werden. Das betrifft sowohl

Arzneimittel auf Rezept als auch rezeptfreie Präparate.

Allerdings können Internetbestellungen auch enttäuschend enden. Die Stiftung Warentest hat im Jahr 2005 Versandapotheken getestet. Die meisten haben dabei schlecht abgeschnitten, was die Sicherheit der Bestellung betrifft: Die bestellten Medikamente kamen sehr spät oder gar nicht beim Empfänger an und so manches Rezept ging verloren. Es wird daher geraten, auf eine Web-Apotheke mit Beratung zurückzugreifen. Der Anbieter sollte sich klar mit Adresse zu erkennen geben. Ferner sollten sich Patienten nicht nur die Preise, sondern auch die Allgemeinen Geschäftsbedingungen gründlich anschauen. Oftmals wird darin ein Rückgaberecht ausgeschlossen! Ferner müssen zusätzliche Kosten wie Versandgebühren, Service-Pauschalen oder Auslandsgebühren beim Benutzen einer Kreditkarte beachtet werden. Von der Nutzung von Versandapotheken in Übersee ist abzuraten. Besser sollten Patienten bei deutschen oder EU-Auslandsapotheken bestellen, da hier das EU-Recht gilt.

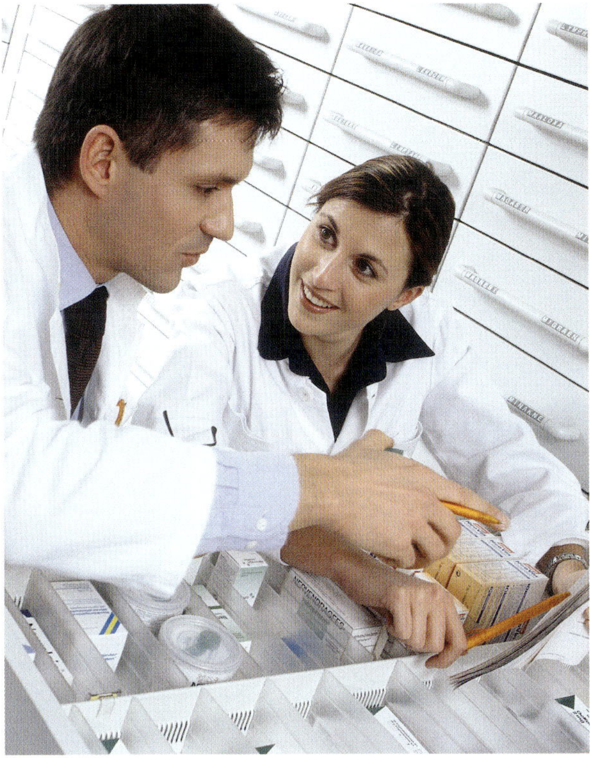

Fragen bei der Krankenkasse

Zusätzlich kann die beratende Funktion der Krankenkassen genutzt werden. In seltenen Fällen nämlich werden nicht verschreibungspflichtige Medikamente noch erstattet, zum Beispiel die Azetylsalizylsäure nach einem Herzinfarkt! Außerdem hat die Krankenkasse auch Belastungsgrenzen für den einzelnen Patienten festgelegt. Die Zuzahlungen dürfen zwei Prozent des Bruttoeinkommens des Patienten nicht übersteigen. Ist das trotzdem der Fall, wird der Mehrbetrag erstattet. Bei chronisch Kranken liegt diese Grenze sogar schon bei einem Prozent des jährlichen Bruttoeinkommens. Sollte die Zuzahlungsgrenze nach einem halben Jahr bereits erreicht sein, kann die Krankenkasse den betroffenen Patienten für den Rest des Jahres von Zuzahlungen befreien.

Visite-Info

Durchblutung verbessern mit Mitteln der Natur

Weißdorn enthält einen Wirkstoff ähnlich dem Digitalis aus dem Fingerhut. Er erhöht die Kalziumkonzentration aus den Zellen. Dadurch verringert sich der Widerstand in den Blutgefäßen. Die Gefäße erweitern sich, was die Durchblutung der Herzkranzgefäße fördert und das Herz stärkt. Derzeit laufen Studien, die die Wirksamkeit des Pflanzenextraktes beweisen sollen. Noch lässt sich der Therapieeffekt bei Herzschwäche nach Einnahme eines Weißdornextraktes nicht endgültig beurteilen. Günstig erscheint eine Tagesdosis von 300 bis 900 mg Trockenextrakt. Geeignet sind standardisierte Fertigarzneimittel in entsprechender Dosierung oder Tee in einer Tagesdosis von 5 g (zwei gehäufte Teelöffel mit 250 ml Wasser überbrühen, fünf bis zehn Minuten ziehen lassen und dreimal täglich eine Tasse trinken).

Achtung: Die Wirkung setzt erst nach einer Kur von drei Wochen ein. Weißdorn ist zur Dauereinnahme geeignet und besitzt keine schädlichen Nebenwirkungen.

Ginkgo verbessert nachweislich die Fließeigenschaften des Blutes, fördert die Durchblutung vor allem im Bereich der Mikrozirkulation und hemmt die Verklumpung der Blutplättchen. Eine Anwendung ist nur in Form von Fertigpräparaten mit standardisierten Extrakten sinnvoll, die mindestens 25 Prozent Ginkgoextrakte enthalten.

Bei der Behandlung von Durchblutungsstörungen sind 120 bis 160 mg Trockenextrakt zwei- bis dreimal täglich sinnvoll. Mindestens acht Wochen sollte man das Mittel einnehmen.

Hydrotherapie: Zur Verbesserung der koronaren Durchblutung sind anfänglich heiße oder ansteigende Armbänder geeignet oder heiße Herzauflagen (Herzschlauch).

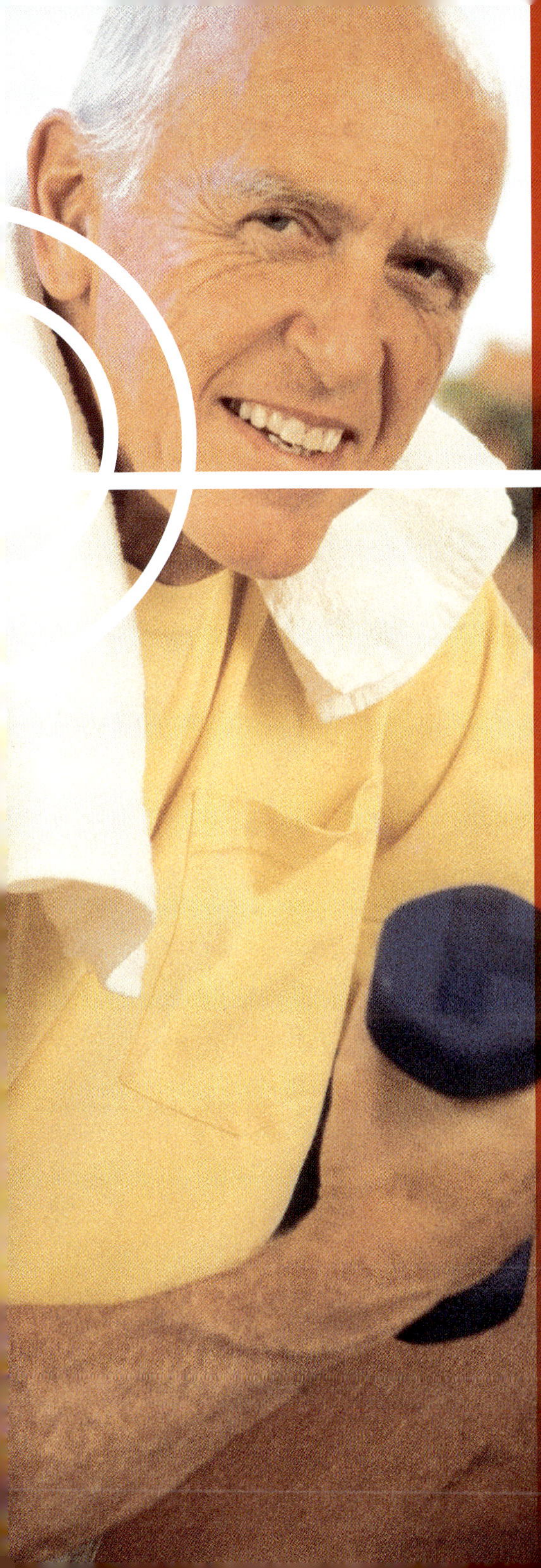

7 Herzinfarkt – zurück ins Leben

Nach einem Herzinfarkt schließt sich an die Therapie in der Klinik eine Anschlussheilbehandlung (AHB) in einer speziellen Rehabilitationsklinik an. Hier soll der Herzinfarkt-Patient in einer schwierigen Umbruchphase Hilfestellung erhalten und gleichzeitig eine umfassende Risikofaktor-Verminderung erreichen.

Nach der Infarktbehandlung wird häufig ein Langzeit-EKG angefertigt – 24 Stunden lang wird kontinuierlich die Herzstromkurve aufgezeichnet.

Wenn die Intensivüberwachung zeigt, dass sich nach dem Infarkt keine Komplikationen einstellen, sorgen Ärzte und Schwestern für eine rasche Mobilisierung. Sobald wie möglich soll der Betroffene wieder aufstehen, spätestens nach einigen Tagen. Strikte Bettruhe wird meist nur am ersten Tag verordnet. Sobald das EKG und die Laborwerte ein Abklingen des akuten Ereignisses anzeigen, darf der Patient vorsichtig wieder aufstehen. In der Regel ist das schon am zweiten Tag der Fall. Langes Liegen ist seit langem nicht mehr angesagt, denn es erhöht die Gefahr einer Thrombose oder Lungenentzündung. Der Weg zur Gesundung erfolgt am Anfang buchstäblich Schritt für Schritt: Solange der Patient im Bett liegt, kommt eine Krankengymnastin und beginnt mit Kräftigungsübungen im Liegen. Dann heißt es: sich selber waschen, auf die Toilette gehen, auf dem Bettrand sitzen, schließlich im Zimmer oder auf dem Gang hin und her gehen. Nach rund sieben Tagen geht es mit Treppensteigen weiter. Wie die Wiederbelastung im Einzelnen erfolgt, hängt von der Schwere des Infarktes ab. Bei all dem sind die Patienten im Krankenhaus unter ständiger medizinischer Aufsicht. Oftmals wird während dieser Phase auch ein Langzeit-EKG angefertigt, um zu prüfen, wie das Herz den beginnenden Alltag verkraftet oder ob irgendetwas zu anstrengend ist. Das Gerät kontrolliert auch, ob das Herz wieder im normalen Rhythmus schlägt.

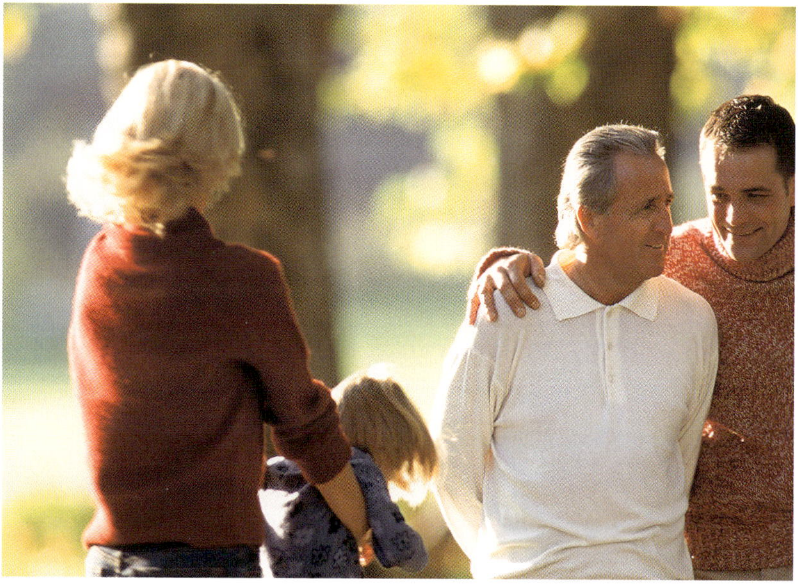

7.1 Anschlussheilbehandlung

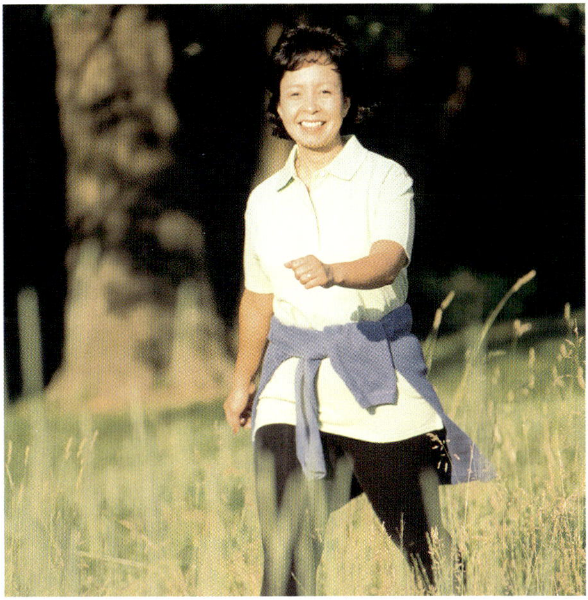

Meist bleibt der Herzinfarktpatient nur noch ein bis zwei Wochen im Krankenhaus, auch wenn durch den Notfall eine Bypassoperation (→ 6.5.4) notwendig war. Danach wird er entlassen, meist nicht nach Hause, sondern es folgt die so genannte Anschlussheilbehandlung in einer Rehaklinik oder auch ambulant.

Vorzuziehen ist immer der Aufenthalt in einer Rehaklinik, der je nach Ausmaß des Infarktes drei bis vier Wochen dauern kann. Dort ist man fern der Alltagsumgebung und kann sich frei von sonstigen Verpflichtungen mit dem Problem Herzinfarkt und der notwendigen Lebensumstellung befassen.

Denn Weiterleben wie bisher ist nach einem Herzinfarkt nicht mehr möglich. Ziel der Anschlussheilbehandlung ist es deshalb, dem Patienten bei der notwendigen und oft grundlegenden Lebensumstellung zu helfen. Er soll lernen, seine Krankheit anzunehmen und vor allem zu verstehen, welche Risikofaktoren zu der Erkrankung geführt haben. Diese Risikofaktoren gilt es nun zu mindern, um einen erneuten Infarkt zu verhindern.

Das Rehaprogramm ist ein Gesamtkonzept, bei dem es um Wiedererlangung der körperlichen und seelischen Leistungsfähigkeit geht. Hoher Blutdruck soll dabei ebenso abgebaut werden wie schlechte Ernährungsgewohnheiten, Rauchen, Übergewicht oder Stress und seelische Probleme.

Dementsprechend gibt es ein umfassendes Programm, das u. a. Bewegungstraining, psychologische Beratung, Ernährungsschulung und Medikamenteneinstellung umfasst.

Bewegungstraining

Das Bewegungstraining dient zur Wiedererlangung der körperlichen Leistungsfähigkeit unter ärztlicher Aufsicht. Dabei lernen Betroffene unter Anleitung von Sportlehrern, Physiotherapeuten und Ärzten sich wieder zu belasten. Meist bieten die Rehakliniken Schwimmen, Walking, Wandern, Laufen, Radfahren und auch ein computergesteuertes Programm auf dem Fahrrad-Ergometer an. Der Arzt entscheidet je nach körperlichem Zustand des Patienten und seinen Begleiterkrankungen (z. B. Diabetes oder Arthrose), welches Training für ihn in Frage kommt. Am Anfang ist bei allen Bewegungsübungen ein Arzt zugegen. Auf dem Ergometer kann überprüft werden, wie sich die Leistungsfähigkeit entwickelt.

Ausdauertraining, wie es in der Rehaklinik vermittelt wird, kann, wenn es regelmäßig durchgeführt wird, erwiesenermaßen die Sterblichkeit an Herz-Kreislauf-Erkrankungen um ein Drittel senken. Die Lebenserwartung erhöht sich, die körperliche Leistungsfähigkeit steigt. Der Medikamentenbedarf verringert sich. Voraussetzung ist jedoch, dass das Ausdauertraining auch nach der Anschlussheilbehandlung, z. B. in einer ambulanten Herzgruppe, weitergeführt wird.

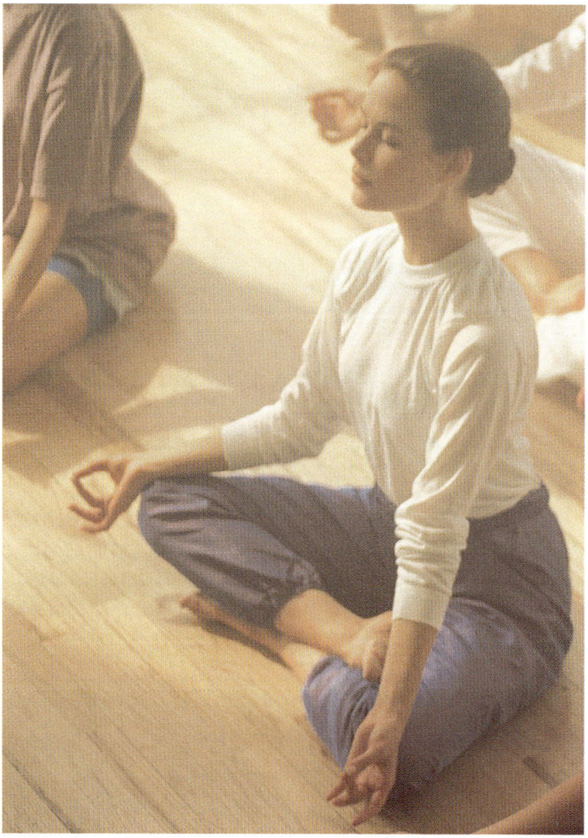

Psychologische Einzel- oder Gruppentherapien

Sie sollen helfen, den Schock „Herzinfarkt" zu verarbeiten und eventuelle Depressionen abzubauen. Gespräche mit Psychologen und Betroffenen helfen, Bedrückendes und Beängstigendes auszusprechen und los zu werden. Bei manchen sitzt der Schock tiefer, sie können nur schwer verarbeiten, dass sie an einer Krankheit leiden, die unverhofft zu einer lebensbedrohlichen Situation führen kann. Sie leiden an Depressionen. Auch diese Patienten müssen ernst genommen und behandelt werden. Psychologen und Psychotherapeuten gehören deshalb immer zu einem guten Rehateam und werden oft noch nach dem stationären Aufenthalt gebraucht. Nicht nur um die Krankheit zu verarbeiten, sondern auch um im Alltag besser mit Stresssituationen umgehen zu können. Denn von nun an gilt es, Stress zu vermeiden bzw. rechtzeitig abzubauen, zum Beispiel durch Entspannungsübungen, die man ebenfalls in der Rehaklinik lernt.

Visite-Interview

Den Schock „Herzinfarkt" verarbeiten

Experte: Prof. Dr. med. Christoph Herrmann-Lingen, Klinik für Psychosomatik und Psychotherapie, Universitätsklinikum Gießen und Marburg

Nach einem Herzinfarkt gerät oft die gesamte Lebensführung und Lebensplanung eines Menschen abrupt aus den Fugen. Oft muss der Alltag neu strukturiert werden. Wie verkraften das Patienten?
Manche gut und viele schwer. Häufig fühlen sich die Betroffenen mit der neuen Lebenssituation überfordert. Ängste und Unsicherheiten treten auf, und Gedanken an den Sinn des Lebens und auch an den Tod lassen sich nur schwer abstellen. Immerhin jeder fünfte Herzpatient entwickelt nach dem Infarkt eine ernsthafte Depression – eine besondere Gefahr. Denn die seelische Last der Depression beeinträchtigt wiederum den Verlauf der Herzerkrankung. So versterben nach neueren Untersuchungen depressive Patienten nach einem Infarkt deutlich früher als nicht depressive. Und dies liegt nicht daran, dass sie einfach schwerer herzkrank wären; die Depression ist vielmehr eine eigenständige zusätzliche Erkrankung, die selbst bei leichterer Ausprägung nachhaltig schädliche Effekte auf Lebensqualität und Überleben hat.

Welchen Zusammenhang gibt es zwischen Depressionen und dem letztlich tödlichen Ausgang eines Infarktes?
Die Ursachen dafür sind noch nicht völlig geklärt. Die Depression ist aber bekanntermaßen eine psychosomatische Erkrankung, die zahlreiche Körperfunktionen verändert. Beispielsweise verändert sich die vegetative Steuerung von Organfunktionen, einschließlich des Herzens. Durch die gestörte „Feinsteuerung" des Herzschlags kommt es zu vermehren Herzrhythmusstörungen. Die Blutplättchen werden „klebriger" und das Blut gerinnt schneller, sodass sich leichter Gerinnsel in den Herzkranzgefäßen bilden können. Die Blutgefäße verkrampfen sich und behindern die Durchblutung. Und auch das Immunsystem wird gestört und kann zu Entzündungen in den verengten Herzkranzgefäßen beitragen. Dies alles kann zu erneuten Herzinfarkten, Herzschwäche und plötzlichen Todesfällen führen.

»

Interviewpartner: Prof. Dr. med. Christoph Herrmann-Lingen, Klinik für psychosomatische Medizin und Psychotherapie, Universitätsklinikum Gießen und Marburg GmbH, Baldingerstraße, 35033 Marburg.

Depressionen können auch das Risiko, einen Infarkt zu erleiden, erhöhen.

«

Wir beobachten andererseits auch, dass depressive Patienten zu riskantem Verhalten neigen – auch nach dem Infarkt. Sie bewegen sich aus Antriebslosigkeit wenig, essen ohne Appetit, lustlos und ungesund. Auch fällt es ihnen schwerer, das Rauchen aufzugeben. Dies hat u. a. damit zu tun, dass Rauchen in gewisser Weise als Antidepressivum wirkt – freilich mit den bekannten schädlichen Nebenwirkungen. Schließlich erscheinen den Patienten im krankhaften Stimmungstief notwendige Vorsorgemaßnahmen oder Medikamenteneinnahmen für das Herz als sinnlos. Sie sind im wahrsten Sinne des Wortes lebensmüde und nehmen in gewisser Weise in Kauf, dass es zum erneuten Infarkt kommen kann.

Was kann man tun, um solch eine Depression nach dem Infarkt zu verhindern oder zumindest einzudämmen?
Zunächst ist bekannt, dass gute Unterstützung in Partnerschaft, Familie und Freundeskreis sehr wichtig ist. Sie kann teilweise das Auftreten einer Depression verhindern und auch noch nach Auftreten der Depression die Genesung fördern. Allerdings stellt die Situation für Angehörige oft eine Überforderung dar, da sie sich ohnehin schon um den Patienten sorgen, selbst Ängste entwickeln und dann das depressive Leiden des Patienten oft nur schwer ertragen können. Dies kann zu übervorsichtigem Umgang mit dem Patienten führen, durch das er sich noch mehr „lahm gelegt" und entmündigt fühlt, was die Beziehung belasten und die Depression noch verstärken kann.

Experten plädieren dafür, Depressionen als Risikofaktor für Herz-Kreislauf-Erkrankungen ernst zu nehmen.

Um Komplikationen zu vermeiden und den Krankheitsverlauf günstig zu gestalten, muss eine Depression nach dem Infarkt vor allem frühzeitig als solche erkannt und dann auch ernst genommen werden. Am besten schon im Krankenhaus oder der Rehabilitationsklinik. Im Erkennen liegt oft das Problem: Oft sprechen die Patienten von sich aus, aus Angst oder Scham, ihre psychischen Symptome nicht an. Die Depression kann sich dann hinter Schlafstörungen, Herzschmerzen, ständiger Müdigkeit oder Ängsten verbergen.
Aber es gibt auch typische Warnsymptome, wie Antriebslosigkeit, Appetitlosigkeit, Stimmungsschwankungen und Abnahme des sexuellen Interesses. Wenn der Arzt gezielt und interessiert nachfragt, kann er die meisten Fälle von Depression auch erkennen. Als zusätzliches Hilfsmittel haben sich kurze Fragebögen bewährt, in denen die Patienten oft angstfreier über ihre psychischen Beschwerden Auskunft geben können.

»

«

Diese Fragebögen sind schnell auszuwerten und liefern dann einen Punktwert, der dem Arzt einen Hinweis auf das mögliche Vorliegen einer Depression geben kann. Im Zweifelsfall kann dann ein Facharzt für Psychosomatische Medizin oder Psychiatrie nach ausführlichem Gespräch mit dem Patienten die richtige Diagnose stellen.

Gibt es Therapien, die sich bewährt haben?

Ja. In manchen leichten Fällen können schon wenige ärztliche Gespräche und Unterstützung durch die Familie ausreichen. Viele Hausärzte und Internisten sind in der so genannten „psychosomatischen Grundversorgung" ausgebildet. Das heißt, sie können im Gespräch mit dem Patienten und gegebenenfalls seinen Angehörigen kompetent nach Auswegen aus der Depression suchen. Bei anhaltenden Depressionen ist oft eine gezielte Psychotherapie notwendig. Diese kann den Patienten helfen, die Krise der Herzkrankheit zu überwinden, unbefriedigende Lebens- und Arbeitsbedingungen neu zu überdenken und bei Bedarf zu verändern. So kann die Herzkrankheit am Ende sogar dazu führen, ein glücklicheres Leben zu entdecken.
An die Stelle von Verausgabung und Stressbelastung kann dann eine neue Lebenszufriedenheit treten, die Patienten fühlen sich „wie neu geboren". Mit diesem positiven Lebensgefühl wird es viel leichter, der immer wieder ganz konkret erlebbaren Todesdrohung mit dem notwendigen Ernst aber dennoch zuversichtlich zu begegnen.
Manchmal empfehlen wir auch die Gabe eines Antidepressivums. So genannte selektive Serotonin-Wiederaufnahme-Hemmer werden dabei wegen ihrer geringen Nebenwirkungen speziell auf das Herz-Kreislauf-System bevorzugt eingesetzt.
Nur durch eine frühzeitige und konsequente Behandlung der Depression kann der Kreislauf der Selbstzerstörung gestoppt werden. Hiermit erreichen wir eine deutliche Verbesserung von Lebensfreude und Lebensqualität. Zu hoffen ist weiterhin, dass hierdurch auch die schädlichen Effekte der Depression auf das Herz gemildert werden.

Gezielte Psychotherapie und moderne Antidepressiva können Patienten mit Depressionen nach einem Herzinfarkt helfen.

Ernährungsschulung und Medikamenteneinstellung

Die Ernährungsschulung ist ein zentraler Programmpunkt in der Rehaklinik. Dabei geht es nicht darum, Diät und Verzicht zu predigen. Die Kliniken empfehlen ihren Patienten heute eine gesunde Mittelmeerkost, die schmecken und Gesundheit und Spaß bringen soll. Die meisten Rehakliniken verfügen über Lehrküchen, in denen die Patienten das neue, herzgesunde Koch- und Essverhalten praktisch lernen und anwenden können. Sie erhalten gute Tipps zum dauerhaften Abbau des Übergewichtes sowie Hinweise zur Senkung des Blutfettspiegels durch eine entsprechende Ernährung. Entscheidender Lernstoff: Wie lassen sich all jene Faktoren ausschalten, die dem Herzen schaden?

Gleichzeitig wird die medikamentöse Therapie optimiert, Wirksamkeit und Verträglichkeit der Arzneien überprüft und an die Alltagsbedürfnisse angepasst. Die Herz-Patienten lernen, worauf sie bei der Einnahme achten müssen und was sie tun sollen, wenn unerwünschte Nebenwirkungen auftreten.

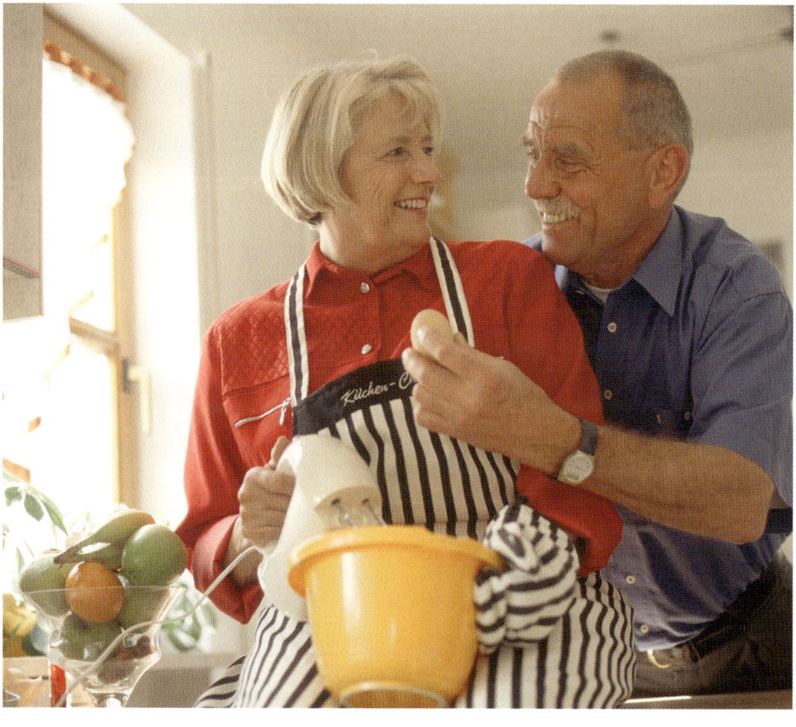

Innerhalb dieser drei Wochen wird der Arzt auch gemeinsam mit dem Betroffenen ganz individuelle Therapieziele festlegen, zum Beispiel eine bestimmte Wattzahl am Ergometer erreichen, den Cholesterinspiegel auf Normalwerte senken, das Gewicht reduzieren, Schmerzen lindern, den Blutdruck senken oder ins Berufsleben zurückkehren. Meist wird die Rehamaßnahme für drei Wochen angesetzt. Wenn dann die angestrebten Therapieziele nicht erreicht sind, dann sollte mit dem Arzt besprochen werden, ob beim Versicherungsträger eine Verlängerung beantragt werden kann.

Berufliche Wiedereingliederung

Die berufliche Wiedereingliederung ist eines der Hauptziele der Rehabehandlung. Das heißt, wenn möglich, sollen Patienten nach einem Herzinfarkt wieder voll ins Arbeitsleben einsteigen können. Das ist nicht immer realisierbar. Manchmal muss eine Umsetzung oder Umschulung erfolgen, weil der Arbeitsplatz für einen nun herzkranken Menschen nicht mehr geeignet ist. Oder es wird ein behindertengerechter Arbeitsplatz benötigt. Dann gibt es tausend Fragen zu klären – mit Versicherungen, mit dem Rentenversicherungsträger, mit dem Arbeitsamt. Während der Reha können Sozialarbeiter und Fachpersonal dabei Unterstützung geben, die die Patienten unbedingt in Anspruch nehmen sollten. Das lohnt sich, denn immerhin nehmen nach Studien 80 Prozent der Arbeiter und 90 Prozent

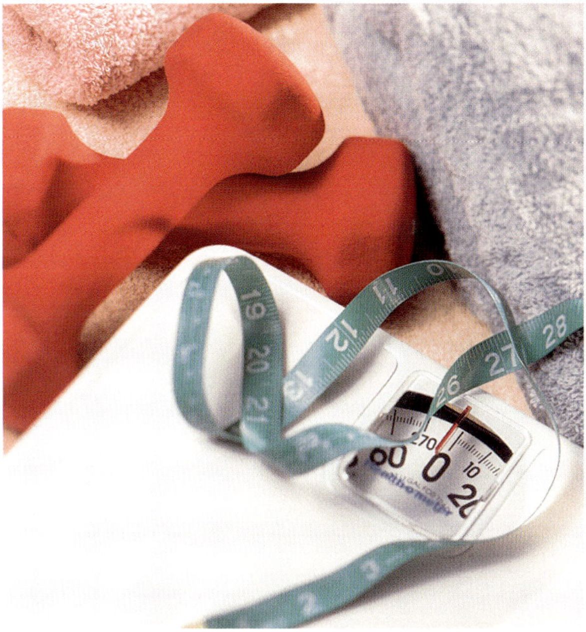

Visite-Info

Zurück in den Beruf

„IRENA: Intensivierte Rehabilitations-Nachsorge" heißt das Programm der Bundesversicherungsanstalt für Angestellte für die Wiedereingliederung in das Berufsleben nach einer Herzerkrankung, also auch nach einem Herzinfarkt. Es beginnt in der Reha und läuft zu Hause weiter. Das Programm schafft die Möglichkeit, stufenweise ins Arbeitsleben zurückzukehren. So kann man in den ersten Wochen nur stundenweise arbeiten oder an einzelnen Tagen. An den anderen Tagen werden Betroffene in einem Berufsförderungswerk betreut. Dort können sie erproben, wie stark belastbar sie sind, und sich unter Anleitung steigern.

der Angestellten ihre Arbeit im Durchschnitt etwa drei bis sechs Monate nach einem Herzinfarkt wieder auf.

7.2 Organisation der Rehamaßnahme

Normalerweise regeln Sozialarbeiter oder Mitarbeiter der Klinik, in der man nach dem akuten Infarkt behandelt wurde, auch die Modalitäten für die Anschlussheilbehandlung. Je früher ein Platz gefunden wird desto sicherer

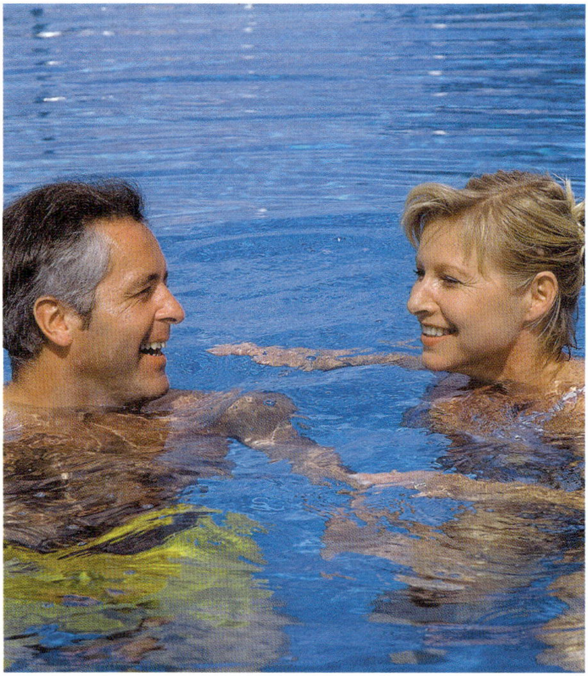

schließt die Behandlung nahtlos an den Klinikaufenthalt an. Geprüft werden muss vor der Verlegung, wer für die Kostenübernahme zuständig ist. Das kann sowohl die Krankenkasse als auch der Pensions- oder Rentenversicherungsträger sein. Der Antrag wird noch in der Klinik ausgefüllt. Meist wird dann die nächstgelegene Klinik oder ambulante Rehamöglichkeit für die Anschlussheilbehandlung in Abstimmung mit dem behandelnden Klinikarzt herausgesucht, der nun wiederum den aus medizinischer Sicht günstigsten Ort vorschlägt. Er schickt dann auch die Befunde in die Rehaklinik. Die Rehaklinik überprüft zunächst, ob alle Kriterien für eine Anschlussheilbehandlung erfüllt sind, gibt ihr Einverständnis und vereinbart den Verlegungstermin vom Krankenhaus in die Rehaklinik.

Der Patient selbst sollte aber auch nicht untätig bleiben, vor allem nicht, wenn er in eine bestimmte Rehaklinik möchte, die er sich zum Beispiel unter Qualitätsgesichtspunkten ausgesucht hat. Dann muss er mitunter hartnäckig mit der Krankenkasse verhandeln. Ein Bett muss in der gewünschten Klinik auch noch frei sein. Sollte der Patient auf seine „Wunschklinik" warten müssen, kann er auch erst nach Hause entlassen werden. Die Heilbehandlung sollte jedoch nicht später als zwei Wochen nach Entlassung aus der Akutklinik beginnen.

7.3 Rehabilitation – ambulant oder stationär?

Die Vorteile einer stationären Rehabilitation liegen vor allem in der Trennung von der privaten Umgebung, also vom Alltag. Während der Zeit der Heilbehandlung nach einem Infarkt kann man sich in einer Klinik vollkommen aus dem familiären und beruflichen Alltag ausklinken und quasi unter klinischem Schutz genesen. Für Patienten, die unter anderen Erkrankungen leiden, wie Rheuma oder Diabetes, ist ein stationärer Aufenthalt unbedingt anzuraten. Das Therapieangebot ist zudem in einer Klinik meist umfangreicher als in der ambulanten Reha.

Doch es gibt auch Argumente für eine ambulante Reha. Wenn man lieber zu Hause ist, zum Beispiel, und wenn zudem der Herzinfarkt so gut überstanden ist, dass sich der Betroffene gar nicht eingeschränkt fühlt. Weitere Voraussetzungen wären, dass man gut beweglich ist und die ambulante Einrichtung nicht zu weit entfernt liegt. Aber auch medizinische Voraussetzungen müssen erfüllt sein: Der Herzinfarkt darf nicht groß oder kompliziert gewesen sein, und das Herz muss bereits wieder einigermaßen gut belastbar sein.

Prinzipiell ist das Programm einer ambulanten Reha dem einer stationären angeglichen. Sie findet in einer Gruppe statt, die von einem Kardiologen oder in einer Tagesklinik oder sogar auch in einer klassischen Rehaklinik betreut wird. Der einzige Unterschied ist, dass man nach der Behandlung – meist am Nachmittag – nach Hause geht.

Visite-Info

Wie finde ich eine gute Rehaklinik?
Auch für Rehakliniken gibt es inzwischen Qualitätsmaßstäbe. Aufgestellt hat sie die Gesellschaft für Prävention und Rehabilitation (DGPR). Nach diesen Kriterien können sich Rehakliniken freiwillig beurteilen und einschätzen lassen. Sie erhalten dann ein Zertifikat, das alle zwei Jahre überprüft wird. Wer ein solches Zertifikat besitzt, steht auf der Homepage der DGPR im Internet. Die Liste kann aber auch per Post angefordert werden.

Deutsche Gesellschaft für Prävention und Rehabilitation von Herz-Kreislauferkrankungen e.V., www.dgpr.de

Visite-Tipp

Die ambulante Herzgruppe

Allen Patienten, die einen Herzinfarkt erlitten haben und nach der Anschlussheilbehandlung wieder zu Hause sind, wird empfohlen, eine ambulante Herzgruppe aufzusuchen. Suchen auch Sie möglichst zusammen mit dem Lebenspartner eine solche Gruppe in Ihrer Umgebung auf. Dort können Sie mit anderen Betroffenen in der Gruppe das während der Reha Erlernte festigen und fortsetzen. Meist hilft die Gruppe, die guten Vorsätze auch wirklich disziplinierter umzusetzen. In der Herzgruppe wird ein dem Herzleiden angepasstes Training unter ärztlicher Kontrolle angeboten. Sie erhalten dort in der Praxis erprobte Hinweise für den weiteren Abbau von Risikofaktoren, um herzgesund zu leben. Die Gruppe stärkt außerdem, bietet psychischen Rückhalt. Sie werden von Kardiologen oder Internisten betreut, die auch Notfällen gewachsen sind. Sie können die Herzgruppe ein- bis zweimal wöchentlich gegen ein geringfügiges Entgelt besuchen. Voraussetzung für Ihre Teilnahme ist, dass Sie keinen großen Herzinfarkt erlitten haben und auf dem Fahrrad-Ergometer etwa ein Watt pro Kilogramm Körpergewicht schaffen.

Vor der ersten Teilnahme sollte Ihnen der Hausarzt oder behandelnde Kardiologe eine Verordnung schreiben, und Sie sollten ihre Krankenhausunterlagen gesammelt mitbringen. Nur so kann der Kardiologe in der Herzgruppe einschätzen, was für Sie und Ihr Herz gut ist.

Wissenswert für Sie: Bei den Teilnehmern solcher Herzgruppen sinkt Studien zufolge die Rate an erneuten Infarkten und die Sterblichkeit immerhin um 20 bis 25 Prozent.

7.4 Wieder zu Hause

Nach Hause kommen bedeutet, sich wieder auf ein normales Leben zu freuen. Es heißt aber auch sich außerhalb medizinischer Betreuung wieder einzugewöhnen, außerhalb ständiger Kontrollen, die Sicherheit geben und Angst nehmen. Studien zeigen: Das fällt schwer und funktioniert oft nicht. Etwa die Hälfte aller Herzinfarktpatienten verfällt danach zu Hause wieder in den alten Trott, vergisst oder versäumt, was in den sechs bis acht Wochen sowohl im Krankenhaus als auch in der Rehaklinik erlernt wurde. Ärzte sprechen deshalb von dieser Rückkehr in den Alltag als kritischste Phase nach dem Herzinfarkt. Denn jetzt müssen die neuen Lebensregeln in den Alltag integriert werden. Beruf und Familie sind jetzt wieder zu vereinbaren, der Wiedereinstieg ins Berufsleben muss angepackt werden – teilweise auch ohne Rücksichtnahme auf das Vergangene.

Wichtig ist es deshalb, die Zeit zu nutzen und sich Zeit für die Anpassung zu geben. Vor dem Arbeitsbeginn sollte man sich zu Hause wieder häuslich einrichten und dabei das Gelernte in den Alltag integrieren. Dazu gehört auch, sich auf das zu besinnen, was Spaß macht, vielleicht auf Hobbys, die man schon Jahre vor dem einschneidenden Ereignis vernachlässig hat, weil keine Zeit war.

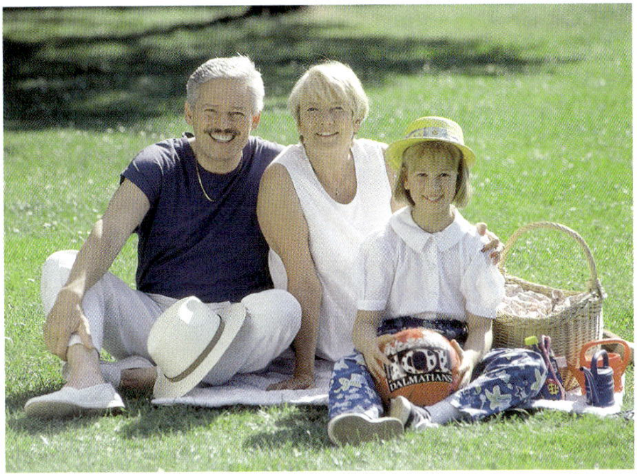

In den ersten Wochen zu Hause ist es wichtig, einen geordneten Rhythmus zu finden, das neue Leben mit seinen nun auch vom Herzen diktierten Anforderungen zu gliedern. Da heißt es zum Beispiel, das tägliche Bewegungsprogramm sinnvoll ins Berufsleben zu integrieren oder eine halbe Stunde Entspannung pro Tag unterzubringen.

Auch die Gedanken an das kranke Herz, die immer wieder kommen werden, sind sinnvoll in den Alltag einzubauen. Vielleicht ist jetzt erst, nachdem der medizinische „Rummel" vorbei ist, der richtige Zeitpunkt gekommen, um über das einschneidende Ereignis nachzudenken. Denn der Herzinfarkt war zweifelsohne ein Warnsignal des Körpers und auch ein Schock. Aber er braucht keine Angst machen und es muss auch möglich sein, ohne den ständigen Gedanken an die Krankheit zu leben. Aber der Infarkt könnte nun auch ein Anstoß sein, über Leben und Zukunft nachzudenken, eine Zäsur, die auch eine Chance ist. Eine Chance, eingefahrene Dinge einmal anders und vielleicht auch besser zu machen.

Ein überstandener Herzinfarkt kann auch eine Chance sein, das bisherige Leben neu zu betrachten.

Hilfreich ist es dann, mit Freunden, dem Lebenspartner, den Kindern auch über solche Fragen zu reden und sich auszutauschen. Auch darüber, dass eine Umstellung im Leben notwendig ist, an der alle Familienmitglieder teilhaben. Man sollte klarstellen, dass es Grenzen

Visite-Info

Achtung Frauen: Reha für sie

Noch gibt es kein spezielles Rehaprogramm für Frauen, dennoch ist die Reha besonders für Frauen wichtig. Sie sind es, die nach einem Infarkt am meisten Ruhe brauchen – Abstand vor allem von den täglichen Verpflichtungen zu Hause. Frauen profitieren besonders vom Abschalten. Frauen bräuchten nach einem Herzinfarkt mehr Unterstützung im Alltag. Denn nur 26 Prozent der Frauen erfahren Hilfe vom Ehemann bzw. Partner. Dagegen aber zwei Drittel der Männer von ihren Partnerinnen. Frauen sollten deshalb die Reha nutzen, um Hilfe für danach zu organisieren.

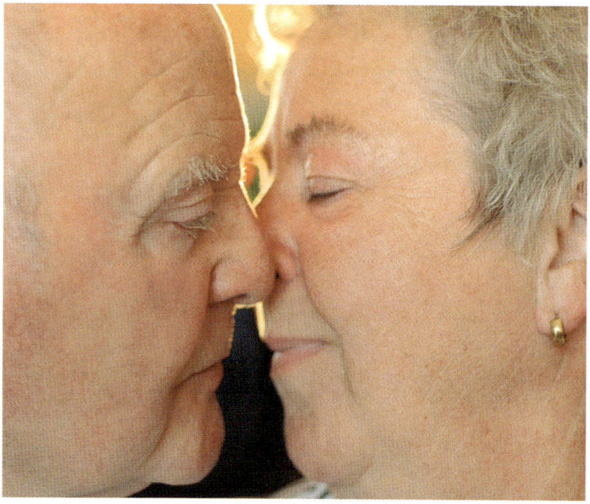

der Belastbarkeit gibt, an die man sich halten sollte, denn der nächste Infarkt könnte der letzte sein!

Professionelle Hilfe kann nicht durch Gespräche im Familien- oder Freundeskreis ersetzt werden.

Mitunter gibt es auch Probleme in der Partnerschaft, die durch solch ein Ereignis auftauchen. Hier etwas unter den Tisch kehren zu wollen, wäre der falsche Weg, denn das ist wahrscheinlich schon lange genug geschehen. Auch hier lohnt es sich, professionelle Hilfe zu suchen, egal ob bei der Eheberatung von Sozial- und Fürsorgeämtern oder bei niedergelassenen Psychologen.

Und schließlich sollte auch noch vor Beginn der Berufstätigkeit ein Arzt gefunden werden, der eine angemessene und vor allem kontinuierliche Betreuung sichert, und das sollte nicht nur der Hausarzt, sondern auch ein Kardiologe sein.

Visite-Service

Herzreisen

Viele Herzkranke und vor allem Menschen, die bereits einmal einen Herzinfarkt erlitten haben, fühlen sich auf Reisen – vor allem ins Ausland – unsicher. Sie befürchten, nicht optimal versorgt zu werden und sich im Notfall nicht verständigen zu können. Einige Reiseveranstalter bieten deshalb speziell für Herzpatienten Urlaub mit ärztlicher Begleitung und Notfallausrüstung an. Ein Beispiel ist das Kreuzfahrtschiff Swiss Ruby, mit dem Herzpatienten auf der Elbe von Magdeburg bis Prag reisen können. Ein Arzt ist mit an Bord und sorgt für den Umgang mit ärztlichen Kollegen im Ausland. Darüber hinaus gibt es auf dem Schiff die Möglichkeit, bestimmte Laboruntersuchungen durchführen zu lassen. Informationen über solche Reisen bekommen Sie unter anderem bei der Deutschen Herzstiftung.

7.5 Nach dem Herzinfarkt – was geht, was nicht?

- Besprechen Sie Ihre **körperliche Belastbarkeit** mit dem Kardiologen und lassen Sie die Empfehlungen durch Befunde absichern.
- **Sauna** ist möglich, aber mit Regeln: gemäßigte Temperaturen und keine übermäßige Dauer, kein Sprung ins eiskalte Wasser, nach dem Schwitzbad lauwarm abduschen, nach der Abkühlung ruhen, Flüssigkeit auffüllen mit Mineralwasser, kein Alkohol! Der erste Saunagang nach dem Infarkt sollte unter Kontrolle in der Rehaklinik erfolgen.
- **Sex** ist möglich, sobald Sie in den Alltag zurückgekehrt und belastbar sind. Körperliche Liebe belastet etwa wie 75 Watt auf dem Fahrradergometer, also unerheblich. Wer das schafft, für den ist auch Sex kein Problem. Bei Angst oder bei Angina-Pectoris-Beschwerden können Sie vorher eine Nitrokapsel nehmen. Das Medikament bereitet das Herz auf die „Mehrarbeit" vor. Später können Sie das Medikament weglassen. Und für den Ernstfall sollte so und so immer Nitrospray griffbereit am Bett liegen. Möglich wäre auch, vor dem ersten Geschlechtsverkehr nach dem Infarkt zu trainieren. Belastungen, bei denen 75 Watt erreicht werden, sind zum Beispiel ra-

Welche Belastungen Sie Ihrem Körper zumuten können – darüber klärt Sie Ihr Kardiologe auf.

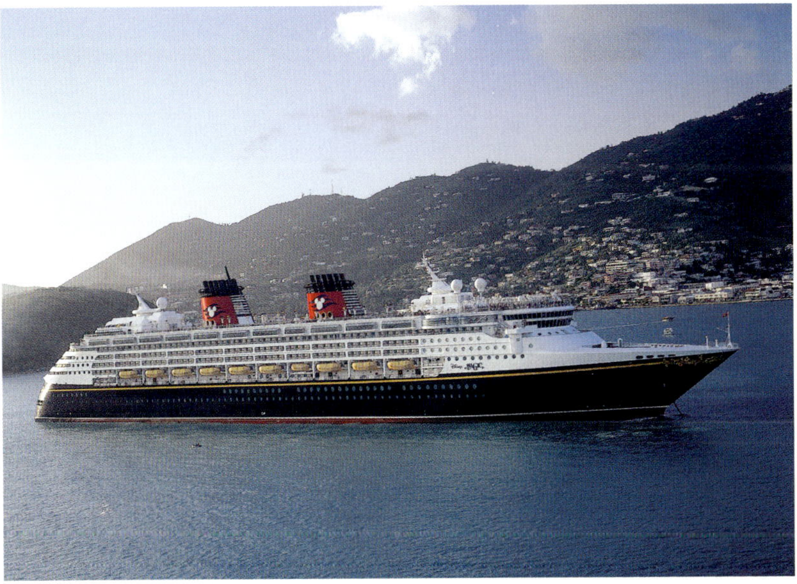

sches Treppensteigen, schnelles Gehen. Falls Ihnen der Sex nach dem Infarkt Schwierigkeiten bereitet, dann sprechen Sie darüber, eventuell auch im Rahmen einer Ehe- und Sexualberatung. Wissen sollten Sie auch, dass einige Medikamente die Liebesfähigkeit beeinflussen können (z. B. Betablocker). Reden Sie auf jeden Fall mit Ihrem Arzt darüber.

- Ihre **Urlaubsziele** sollten Sie nun genauer aussuchen, abhängig vom Zustand Ihres Herzens nach dem Infarkt. Die Nordsee zum Beispiel sollten Sie in der ersten Zeit, bis etwa sechs Monate nach dem Infarkt, meiden. Das Reizklima belastet den Organismus, Sturm belastet das Herz. Suchen Sie sich stattdessen Orte mit mildem Klima aus: Voralpen, Schwarzwald, Südfrankreich.
- Das **Auto** sollten Sie erst drei Monate nach dem Infarkt wieder lenken. Das gilt vor allem, wenn Sie einen großen Infarkt erlitten haben. Fahren Sie generell nicht mehr als 400 Kilometer täglich und machen Sie alle zwei Stunden Pause. Vermeiden Sie Höchstgeschwindigkeiten und umgehen Sie Staus – vor allem bei Hitze.
- Eine **Flugreise** sollten Sie frühestens zwölf Wochen nach dem Infarkt einplanen. Meiden Sie Klima- und Zeitwechsel. Nehmen Sie sich zur Akklimatisation immer genügend Zeit für An- und Abeise. Weite Reisen sind nur möglich, wenn Sie zu Hause normal belastbar sind. Hetzen Sie nicht und tragen Sie kein schweres Gepäck.
- Die **Medikamente**, die Sie benötigen, sollten Sie in ausreichenden Mengen einpacken. Aktuelle Arztbriefe sollten ebenfalls mitgenommen werden.
- Führen Sie Ihren **Herz-Notfallausweis** immer mit.
- Denken Sie auch im Urlaub an Ihr **Bewegungs- und Entspannungsprogramm.**

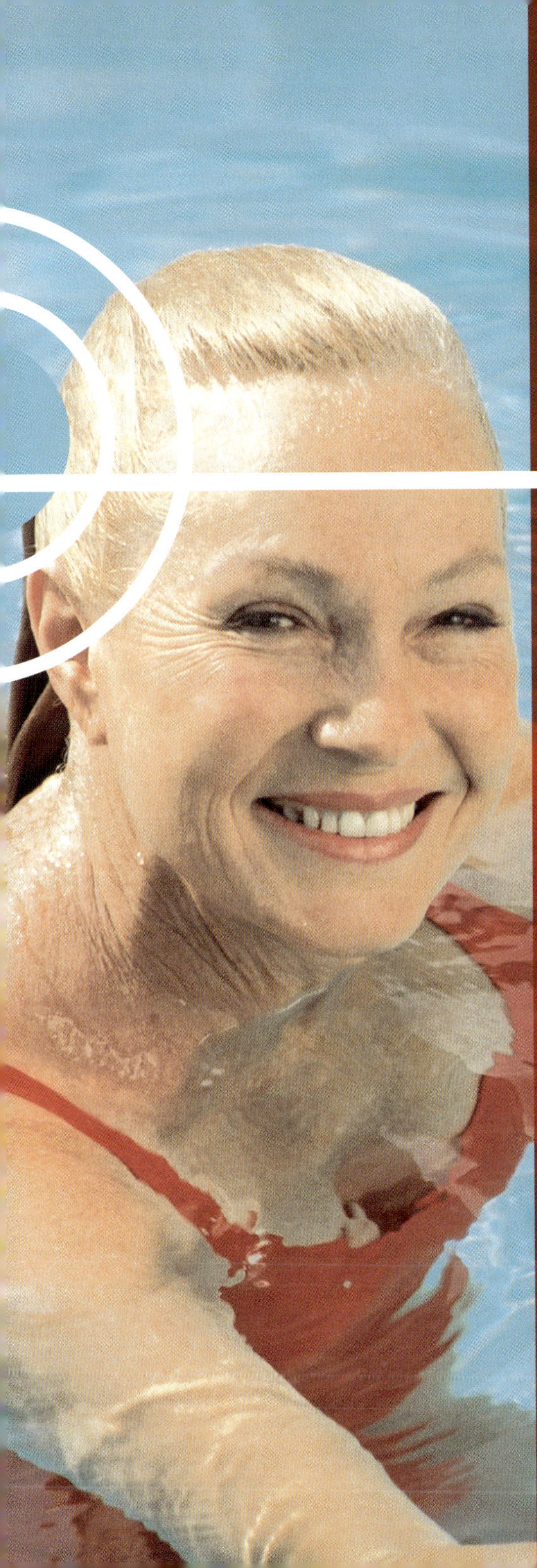

8 Vorbeugende Maßnahmen

Die Einhaltung aller Vorsichtsmaßnahmen kann – vor allem bei genetischer Belastung – nicht immer vor einem Herzinfarkt schützen.

Durch einen gesunden Lebensstil wird jedoch in den allermeisten Fällen der Verlauf der Erkrankung positiv beeinflusst und die Herzinfarkthäufigkeit gesenkt.

Sich selbst vor einem Herzinfarkt schützen, geht das? Ja, und es ist gar nicht so schwer. Das Wichtigste ist, die Risiken und Gefahren zu kennen, um sich vor ihnen zu schützen oder sie zu bekämpfen.

Der Herzinfarkt ist kein schicksalhaftes Ereignis, auch wenn es genetische Veranlagungen für die Arteriosklerose gibt. Es gibt Faktoren, die jeder in seinem Leben selbst beeinflussen kann, und das ist die große Chance, einem Herzinfarkt vorzubeugen. Garantien kann keiner geben, auch nicht der Arzt, bei dem man sich eventuell regelmäßig durchchecken lässt. Aber wer sein eigenes Risiko kennt und weiß, wo er eingreifen kann, der ist zumindest auf der sichereren Seite.

Nachdenken über die Risiken, die eine Gefäßverengung zur Folge haben könnten, sollte man jedoch nicht erst, wenn man erkrankt ist oder wenn man die Überweisung zum Kardiologen in der Hand hält. Auch wer sich bester Gesundheit erfreut, sollte an die Zukunft denken. Und da heißt es zunächst, die Risiken ausschalten oder zumindest minimieren.

Visite-Info

Risikofaktoren, die einen Herzinfarkt begünstigen

- Bluthochdruck
- Diabetes
- hohe Blutfettwerte
- Rauchen
- Übergewicht
- Bewegungsmangel

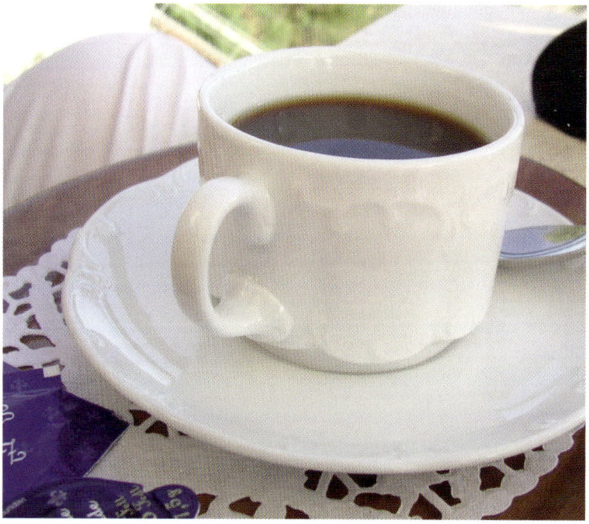

Bluthochdruck

Er ist der gefährlichste Wegbereiter für einen Herzinfarkt. Vorbeugen heißt dann in erster Linie, sich umzustellen auf eine blutdrucksenkende Lebensweise: mehr Sport, Übergewicht und Stress abbauen, Alkohol und Kaffee meiden. Genügt dies nicht, müssen zusätzlich auch blutdrucksenkende Mittel eingenommen werden. Ziel ist es immer, den Blutdruck auf Normwerte zu bringen: Er darf im Ruhezustand nicht höher sein als 140/90 mm Hg. Eine regelmäßige Blutduckkontrolle gehört ab 35 Jahren zum regelmäßigen Check-up, und sollte für jeden ein Muss sein.

Visite-Info

Vorsicht beim Salzverbrauch
Zu viel Salz kann den Blutdruck steigern. 5 g täglich werden von Ernährungswissenschaftlern empfohlen, 10 g aber verbrauchen die Deutschen tatsächlich.
Achtung deshalb: Versteckte Salze sind in Wurst, Schinken, Konserven, Käse, Gebäck, Ketchup, Dressings, eingelegten Oliven und Brot.

Blutfette

Ein anderer wichtiger Risikofaktor sind die Blutfette. Auch sie kann man durch eine gesunde Lebensweise im Normbereich halten. Durch eine gesunde Kost, Sport und Gewichtsreduktion. Dabei sollte man Werte des Gesamtcholesterins unter 240 mg/dl anstreben. Das gute HDL sollte über 55 mg/dl liegen, es wirkt schützend auf das Herz-Kreislauf-System. Das schlechte LDL sollte unter 130 mg/dl liegen. Auch hier muss eine Therapie einsetzen, wenn diese Werte nicht eingehalten werden können. Medikamente, so genannte Lipidsenker, sind erprobt und können die Blutfette wirksam senken.

Zuckerkrankheit

Die Zuckerkrankheit schädigt nachweislich die Gefäße und steigert somit auch das Herzinfarktrisiko. Erreicht der Blutzucker nüchtern Werte über 120 mg/dl und nach dem Essen über 200 mg/dl, deutet das auf eine ernsthafte Gefahr hin. Wieder wird dann zunächst vom Arzt empfohlen, das Gewicht zu reduzieren, die Ernährung umzustellen und Sport zu treiben. Genügt das nicht, um den Blutzucker zu senken, lässt sich auch hier die Einnahme von Medikamenten oder das Spritzen von Insulin nicht vermeiden.

Rauchen

Rauchen ist ein ganz gravierender Risikofaktor. Nikotinverzicht ist daher unumgänglich, wenn man sein Herz schützen will!

8.1 Gesunde Ernährung

Ein herzgesunder Speiseplan reduziert das Risiko für eine Herz-Kreislauf-Erkrankung um ein Drittel. Das sollte Mut machen und Ansporn sein. Was aber bedeutet herzgesund? Diät, Verzicht auf alles, was schmeckt? Nein, denn man ist ja noch nicht krank. Man möchte es nur nicht werden. Die Lösung ist einfach. Ein Blick auf die südeuropäischen Nachbarn zeigt es: Mittelmeerkost, viel frisches Gemüse, Hülsenfrüchte, frische Kräuter, Salate, Suppen, Nudeln und Getreideprodukte, Joghurt, pflanzliche Öle, Knoblauch, Fisch. Auch ein Glas Rotwein ab und zu zum Mittagessen schadet nichts.

Gesund für Herz und Kreislauf: Mittelmeerkost!

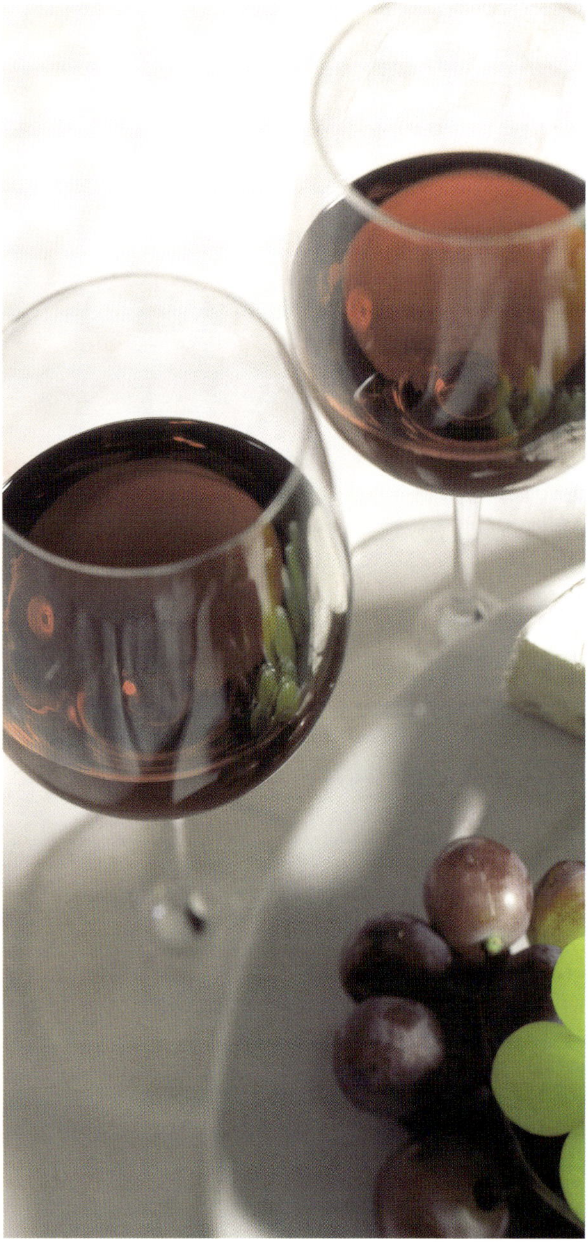

Visite-Tipp

Ein Gläschen in Ehren ...
Alkohol sollte man prinzipiell in Maßen und nicht in Massen genießen. Er kann abhängig und dick machen, weil er viele Kalorien hat. Alkohol kann nicht nur die Leber schädigen, sondern auch das Herz, denn er erhöht die gefährlichen Triglyzeride. Ein oder zwei Gläser Rotwein am Tag – dagegen ist nichts zu sagen. Das kann Herz und Kreislauf sogar gut tun.

Wie immer macht auch beim Alkohol die „Dosis“ das Gift. Bedenklich sind bei Männern mehr als ein halber Liter Wein oder zwei „Halbe Bier“. Bei Frauen sind die Grenzen noch enger gesteckt.

Allzu regelmäßig sollte der Alkoholkonsum nicht sein, da die Gewöhnung eine Abhängigkeit grundsätzlich fördert.

Fünfmal am Tag

Ernährungswissenschaftler empfehlen, fünfmal am Tag Obst und Gemüse zu essen, insgesamt etwa 600 bis 700 g. Dadurch bekommt der Organismus wichtige Vitamine, Mineralien und Spurenelemente, die er für alle Stoffwechselvorgänge braucht. Sie sind vor allem als „Radikalfänger" wichtig. Das heißt, sie fangen jene aggressiven Sauerstoffmoleküle ab, die in den Blutgefäßen die Entzündungsreaktion fördern und damit die Entstehung der Arteriosklerose ungünstig beeinflussen.

Für manchen scheint es unvorstellbar, fünf Obst- und Gemüseportionen pro Tag einzuplanen. Aber mit einigen Ideen ist es für jeden zu schaffen. Man kann die Gemüseration am Tag einfach verdoppeln. Hilfreich sind auch Gemüse- und Obstsäfte. Ein viertel Liter Saft ist so gut wie eine Portion frische Ware. Wichtig ist dann, dass man zu Säften mit 100 Prozent Fruchtgehalt bzw. Fruchtkonzentrat ohne Zucker greift.

Gesundheitsfördernd sind auch Ballaststoffe, unverdauliche Pflanzenbestandteile, die Wasser binden und im Magen und Darm aufquellen. Man fühlt sich durch die Ballaststoffe gut gesättigt. Sie fördern die Darmtätigkeit und damit die Verdauung. Was sie als herzgesund empfiehlt, ist noch eine andere Eigenschaft: Sie binden Gallensäuren und senken auf diese Weise das Cholesterin. Obst, Gemüse und Vollkornprodukte enthalten viele Ballaststoffe.

Wichtig sind auch die sekundären Pflanzenstoffe. Sie fangen ebenfalls

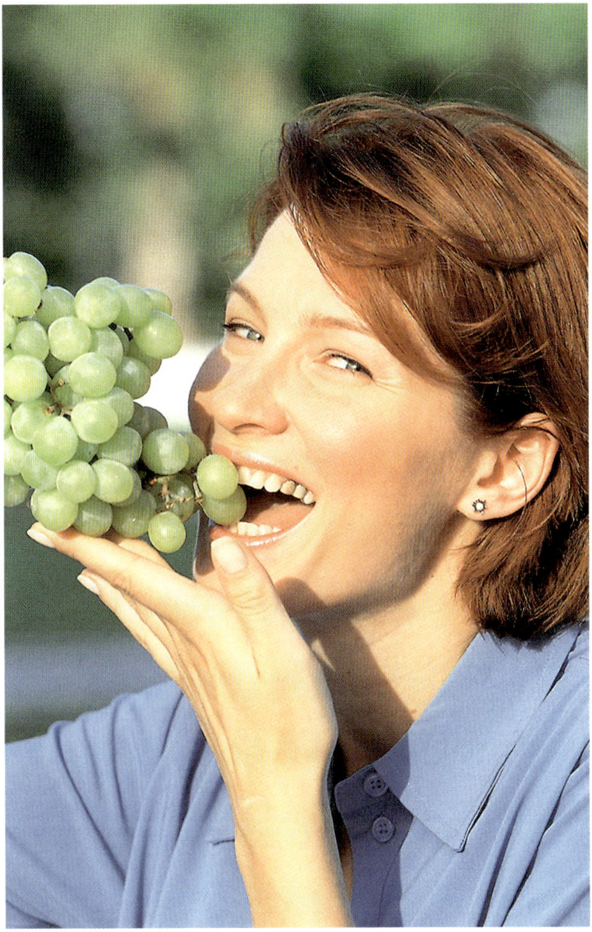

freie Radikale ab, stärken die Abwehrkräfte, beeinflussen den Fettstoffwechsel günstig und können so Herz-Kreislauf-Erkrankungen vorbeugen.

Gesunde Fette

Gesunde Ernährung heißt vor allem, möglichst fettarm zu speisen. Dabei

Oliven enthalten viele ungesättigte Fettsäuren, die Herz-Kreislauf-Erkrankungen vorbeugen.

kommt es aber weniger auf die Menge des Fettes als vielmehr auf die Art des Fettes an. Ungünstig, das gilt inzwischen als erwiesen, sind gesättigte Fette tierischer Herkunft oder in Form von gehärtetem Pflanzenfett. Gesättigte Fette enthalten viele Substanzen, die sich auf die Gefäße negativ auswirken. Sie fördern die Klebrigkeit der Blutplättchen, verengen die Blutgefäße, erhöhen die Entzündungsneigung und fördern auf diesem Wege die Entwicklung einer Arteriosklerose.

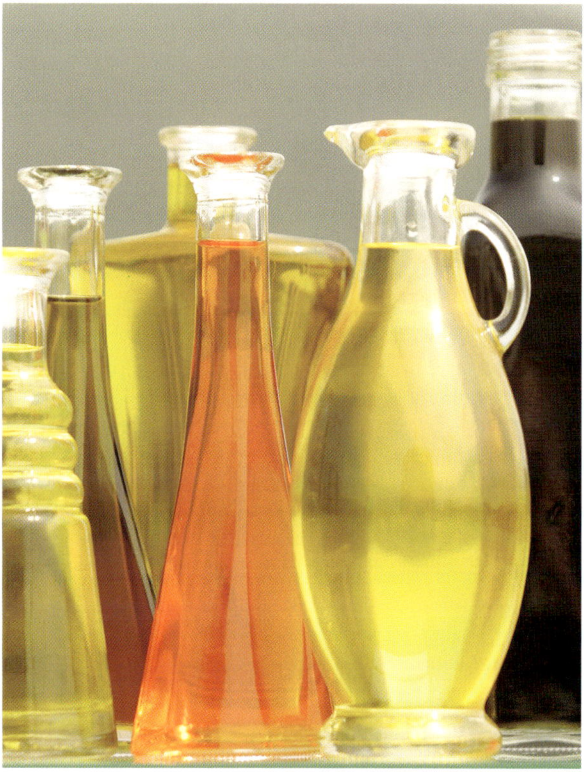

Ungesunde Fette sind feste Fette, wie Palm- oder Kokosfett, gehärtete pflanzliche Fette und tierische Fette mit gesättigten Fettsäuren, die vor allem in Wurst und Molkereiprodukten enthalten sind.

Visite-Info

Gute und schlechte Fette

Gut sind:

- einfach ungesättigte Fettsäure in Oliven- und Rapsöl
- mehrfach gesättigte Fettsäuren in Olivenöl, Rapsöl, Maiskeimöl, Sonnenblumenöl
- Omega-3-Fettsäuren in fettreichen Meeresfischen wie Lachs, Hering, Makrele, Thunfisch sowie in Kaltwasserfischen wie Dorsch, Forelle, Hecht, Barsch, außerdem in Rapsöl, Leinöl und Walnussöl
- Omega-6-Fettsäuren in Maiskeimen, Soja, Sonnenblumenöl und Linolsäure

Schlecht sind:

- gesättigte Fettsäuren in Kokos- und Palmfett
- gehärtete pflanzliche Fette in Margarine, Frittierfett, Knabberwaren, Pommes frites und Instantsuppen

Günstig dagegen sind Lebensmittel, die ungesättigte Fettsäuren enthalten, und zwar sowohl einfach als auch mehrfach ungesättigte Fettsäuren. Diese Fettsäuren wirken sich äußerst positiv auf die Blutfette aus. Sie verringern die Triglyzeride, senken das schlechte Cholesterin, das LDL, und erhöhen das HDL, das gute Cholesterin.

Zu den wertvollen Fetten gehören die so genannten Omega-3- und Omega-6-Fettsäuren. Sie beeinflussen den Blutdruck günstig, ebenso die Fließeigenschaften des Blutes und den Herzrhythmus. Besonders Omega-3-Fettsäuren sind für Herz und Kreislauf heilsam. Sie schwächen Entzündungsreaktionen im Körper, tragen zur Senkung des Blutdrucks bei, hemmen die Blutgerinnung und bringen den Fettstoffwechsel ins Gleichgewicht. Enthalten sind diese Fette vor allem in Kaltwasserfischen.

Visite-Info

Vitaminpräparate und Fischölkapseln gegen Herzinfarkt?

Es gab in der Vergangenheit immer wieder Studien, die belegen sollten, dass Vitamine in hohen Dosierungen als Präparate eingenommen vor Herz-Kreislauf-Erkrankungen schützen können. Die zusätzliche Einnahme von Vitamin C, E und Beta-Carotin einzeln oder in Kombination über Nahrungsergänzungsmittel hat sich jedoch letztlich nicht als sinnvoll erwiesen. Menschen, die diese Präparate regelmäßig einnehmen, sind nicht besser vor Herz-Kreislauf-Erkrankungen geschützt.

Anders bei der Einnahme von Fischölkapseln zur Aufnahme von Omega-3- und Omega-6-Fettsäuren, die mitunter Menschen empfohlen wird, die nicht genügend Fisch essen. Wichtig ist die Konzentration in den Präparaten, denn nur in ausreichenden Mengen wirken die Omega-3-Fettsäuren auch wirklich vorbeugend gegen Herz-Kreislauf-Erkrankungen.

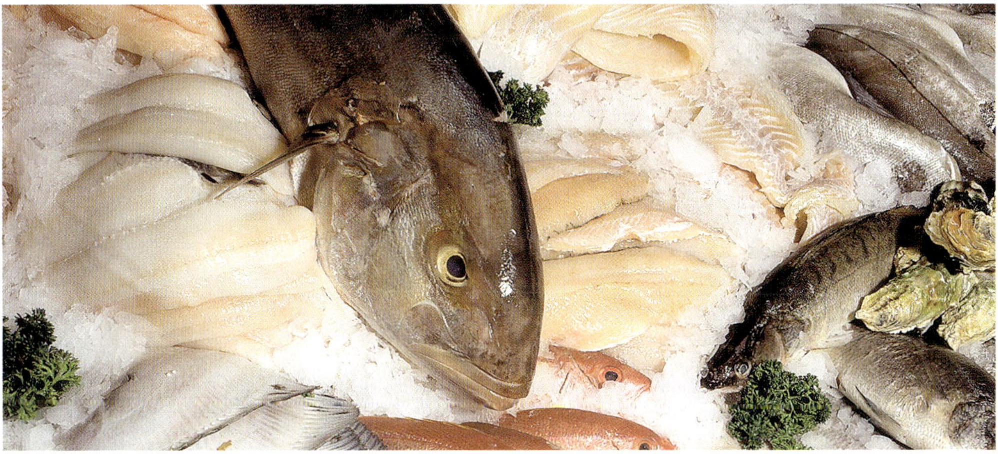

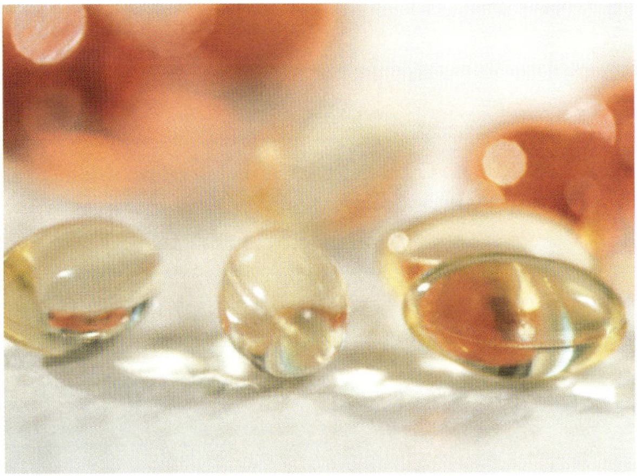

Test -Ökotest April/2004- Fischölkapseln

Täglich 1 g Fischöl soll genügen, um bei Herzkrankheiten das Risiko für einen erneuten Infarkt deutlich zu vermindern.

Fischreiche Kost kann die Herzinfarkthäufigkeit um 50 Prozent verringern und bei einem bereits ereigneten Infarkt kann sie das Wiederauftreten um 30 Prozent verringern. Das Rezept scheint ganz einfach: ein- bis zweimal in der Woche Fisch essen – frisch oder als Konserve, geräuchert oder auch in Form von Fischölkapseln.

Übergewicht abbauen

Gesundheitsbewusste Ernährung heißt auch, sein Gewicht ständig im Normbereich zu halten und Übergewicht zu vermeiden. Denn das ist besonders gefährlich, wenn es um Herz und Kreislauf geht. Je mehr Gewicht, desto mehr Arbeit muss das Herz leisten, um den Körper ausreichend mit Sauerstoff zu versorgen. Übergewicht fördert auch Diabetes und Bluthochdruck.

Ob man übergewichtig ist oder nicht, kann man anhand des so genannten Body-Mass-Indexes selbst errechnen. Die Formel: Körpergewicht in Kilogramm geteilt durch Körpergröße in Meter im Quadrat. Aus der Grafik lässt sich ablesen, ob sich das Körpergewicht im grünen, gelben oder roten Bereich befindet.

Wer feststellt, dass er übergewichtig

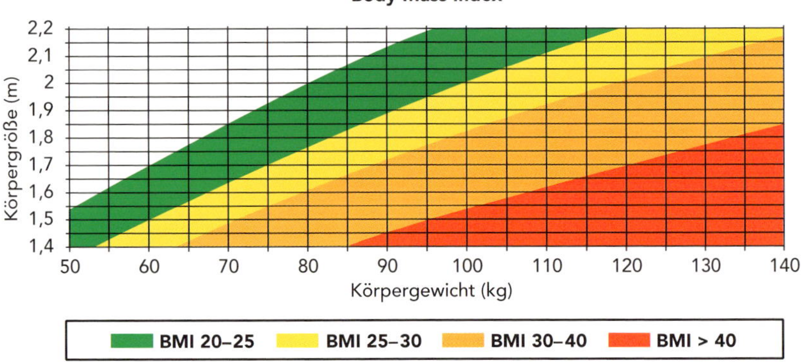

ist, sollte abnehmen, aber nicht durch eine sinnlose Blitzdiät. Die Pfunde, die schnell runter sind, sind auch schnell wieder drauf. Fettarme, ballaststoffreiche Kost und viel Bewegung – das genügt oft, wenn es durchgehalten wird. Dem Körper dürfen weniger Kalorien zugeführt werden, als er verbraucht. Dann aktiviert er nämlich Fettreserven und baut die Fettdepots ab. Beim Abnehmen muss man immer in längeren Zeiträumen denken. Der Richtwert, um zehn Kilo loszuwerden, ist etwa ein Jahr. Es kommt nicht darauf an, kurzfristig viel abzunehmen, sondern darauf, dauerhaft seine Ernährung umzustellen.

Visite-Tipp

Abnehmen mit

- viel Gemüse und Obst, Vollkornprodukten
- wenig Schokolade, Eiscreme, Nüsse
- Fleisch: magere Sorten wie Steak oder Schnitzel
- Tomaten, Gurken, Grünsalat
- Öle nur mit ungesättigten Fettsäuren
- viel Fisch
- viel Bewegung
- wenig Alkohol

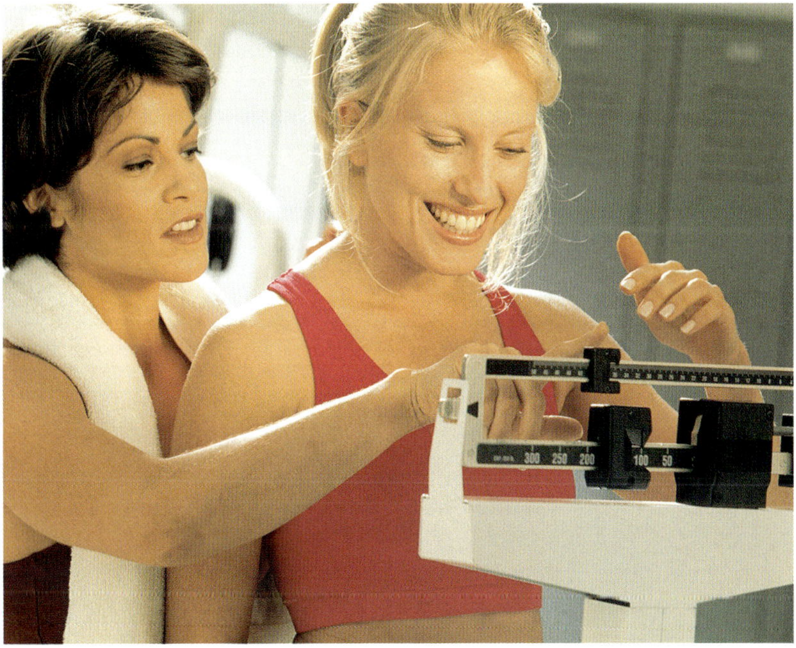

8.2 Bewegung, Bewegung, Bewegung

Eingefleischte Bewegungsmuffel sollten zumindest regelmäßig spazieren gehen.

Wer rastet, der rostet – eine alte Weisheit. Das Herz wird träge und wenig belastbar. Dagegen gilt heute als gesichert, dass körperliche Bewegung nicht nur gut ist für das psychische Wohlbefinden, sondern auch das Leben verlängern kann. Denn Sport hat ganz viele positive Effekte: Er senkt den Blutdruck, reduziert das Gewicht, senkt den Blutzucker und die Blutfette. Bereits mit einem 30- bis 45-minütigem Spaziergang am Tag kann man diese Effekte erzielen.

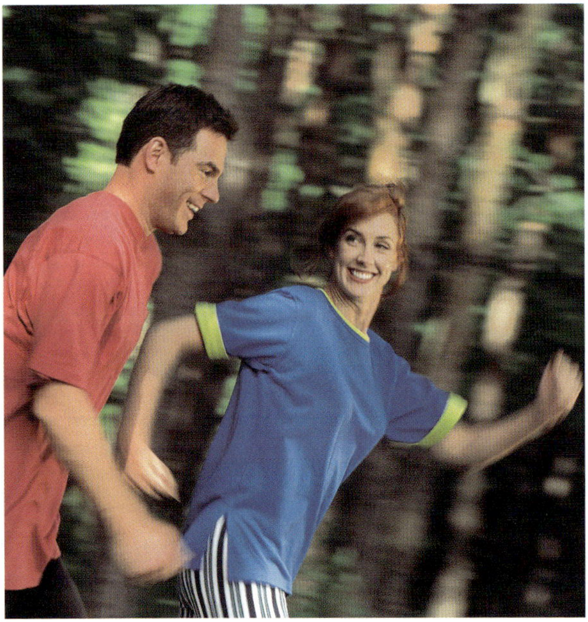

Visite-Info

Welcher Sport ist gut fürs Herz?

Ungünstig sind:

- Abfahrtsski
- Tennis
- Badminton
- Fußball
- Handball

Diese Sportarten überfordern das Herz-Kreislauf-System leicht und beanspruchen die Muskeln einseitig.

Wenig empfehlenswert sind außerdem Sportarten, bei denen man häufig gepresst atmen muss und bei denen es zu kurzfristigen Belastungsspitzen kommt:

- Hoch- und Weitsprung
- Kurzstreckenlauf
- Kugelstoßen
- Gewichtheben
- Ringen
- Liegestütze
- Squash
- Tauchen

Günstig sind:

- Schwimmen
- Radfahren
- Joggen (täglich zwei bis vier Kilometer)
- Skilanglauf
- Kegeln
- Golf
- Reiten
- Tanzen

Denn wie jeder Muskel passt sich auch der Herzmuskel der Belastung an. Das Herz eines Menschen, der sich kaum bewegt, ist klein und wenig leistungsfähig. Das Herz eines auf Dauerleistung Trainierten ist dagegen größer und leistungsfähiger. Ein gesundes Herz, das sollte man wissen, kann nicht überfordert werden, auch nicht durch Leistungssport. Bevor sich das Herz überanstrengt, signalisieren Körpermuskulatur und Atmung die Grenzen der Belastung.

Günstig für das Herz ist regelmäßiges körperliches Training: drei- bis fünfmal in der Woche etwa 30 bis 40 Minuten. Bei dieser Anstrengung passt sich der Organismus gut an. Das Herz schlägt langsamer, die Frequenz in Ruhe kann unter 50 Schläge pro Minute absinken. Das Herz vergrößert sich, wird muskelstärker und kann dadurch effektiver pumpen und eine höhere Leistung erbringen.

Wenn man derartig kontinuierlich Sport treibt, sollte man den Arzt beim Check-up darüber informieren. Sonst leiten den Arzt die Untersuchungsergebnisse eventuell in die Irre. Denn ein vergrößertes Herz kann Ausdruck der regelmäßigen körperlichen Betätigung sein, aber auch ein Alarmsignal einer Herzschädigung. Bei einem Sportler ist ein langsamer Puls in Ruhe nichts Besonderes, bei einem herzkranken Menschen allerdings stellt er ebenfalls ein Warnzeichen dar.

Wer neu oder nach längerer Pause wieder anfangen will, sich sportlich zu betätigen, der sollte sich vorher vom Arzt gründlich untersuchen lassen. Denn so können bisher eventuell unerkannte Herzerkrankungen aufgedeckt werden, bei denen eine Gefährdung durch Sport bestehen könnte.

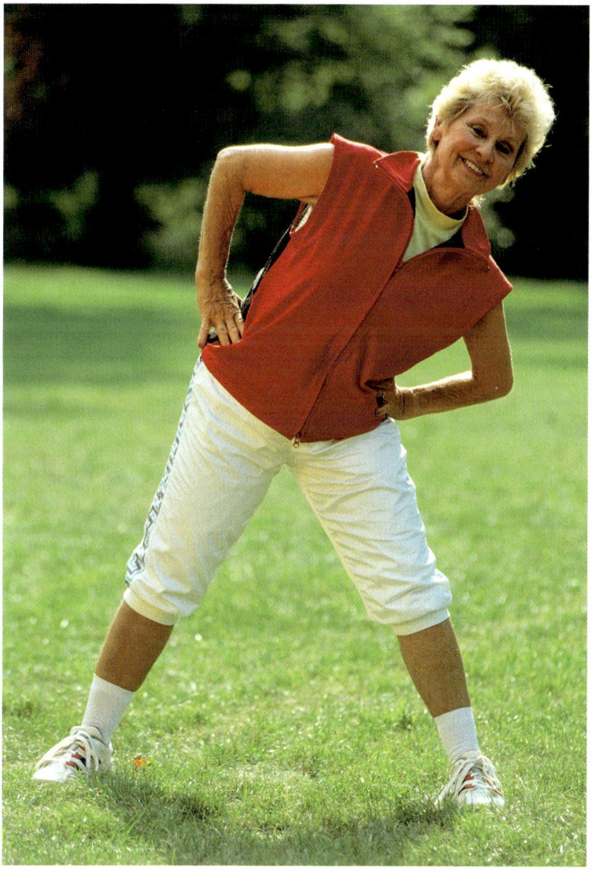

8.3 Entspannen Sie sich

Viele Volkshochschulen, Gesundheitszentren, Sportvereine oder Kliniken bieten eine reiche Auswahl an Entspannungskursen an.

Nicht nur Bewegung bringt Entspannung. Stress zum Beispiel lässt sich nur auf Dauer abbauen, wenn man bewusst sein Leben überdenkt und versucht, trotz der oft unvermeidbaren beruflichen Belastung und Überlastung Pausen oder Inseln der Ruhe zu finden. Denn jahrelange Hetze von einem Termin zum anderen, bei der zwischendurch zwar geraucht, aber kaum gegessen wird, überfordert die Lebenspumpe. Herz und Kreislauf brauchen auch Entspannung. Ein gesundes Herz und gesunde Gefäße tolerieren jedoch viel, auch einen stressigen Alltag.

Aber wer weiß schon, ob sich nicht bereits kleine arteriosklerotische Herde in den Gefäßen gebildet haben? Oder ob nicht sogar schon das dünne Häutchen über den Fett- und Kalkablagerungen auf Grund des hohen Leistungsdruckes eingerissen ist? An der entstandenen Wunde kann das Blut leicht gerinnen, und ein Gerinnsel könnte abreißen und das Gefäß verstopfen. Ein Infarkt entsteht ohne jegliche Anzeichen.

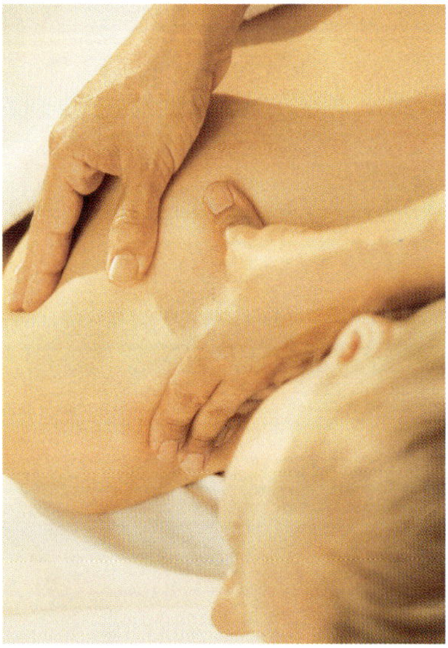

Gönnen Sie deshalb Ihrem Körper ab und zu Ruhe, machen Sie einfach mal einen Spaziergang zwischendurch, denken Sie an angenehme Dinge, gehen Sie in Ruhe essen, genießen Sie den Feierabend, lassen Sie auch mal alle Fünfe gerade sein.

Nutzen Sie Entspannungsmethoden wie Ayurveda, Bindegewebs- und Fußzonenreflexmassage, Thai-Massagen, Meditation, Muskelentspannung nach Jacobson, Yoga, Shiatsu und vieles mehr. Die Krankenkassen übernehmen die Kosten für solche Entspannungskurse zwar meist nicht, aber das Geld sollte Ihnen Ihre Gesundheit wert sein.

Physiotherapeuten können Ihnen – zugeschnitten auf Ihre persönlichen Bedürfnisse – Ausgleichsübungen zeigen, die sie zu Hause und am Arbeitsplatz durchführen können. Gute Sitzhaltungen, richtige Atmung, eine entspannte Muskulatur, all das wirkt sich auch positiv auf die Herzgefäße aus. Drei bis fünf Stunden genügen zum Erlernen solcher Übungen. Die Kosten für die Stunde betragen etwa 40 bis 80 Euro. Gönnen Sie sich dieses Stück Entspannung – auch Ihrem Herz zuliebe.

9 Wichtige Adressen

Deutsche Herzstiftung
Vogtstraße 50
60322 Frankfurt am Main
Tel. 069/955128-0
Fax 069/955128-313
www.herzstiftung.de

Deutsche Gesellschaft für Prävention und Rehabilitation von Herz-Kreislauf-Erkrankungen e. V.
Geschäftsstelle
Friedrich-Ebert-Ring 38
56068 Koblenz
Tel. 0261/309231
Fax 0261/309232
www.dgpr.de

Deutsche Gesellschaft für Kardiologie – Herz- und Kreislaufforschung
Goethestraße 38 A
40237 Düsseldorf
Tel. 0211/600692-0
Fax 0211/600692-10
www.dgk.org oder www.dgkardio.de

Deutsche Gesellschaft für Thorax-, Herz- und Gefäßchirurgie
Langenbeck-Virchow-Haus
Luisenstraße 58/59
10117 Berlin
Tel. 030/2800-4370
Fax 030/2800-4379
www.gstcvs.org

Deutsche Liga zur Bekämpfung des hohen Blutdrucks (Hochdruckliga)
Berliner Straße 46
69120 Heidelberg
Tel. 06221/411774
Fax 06221/402274
www.hochdruckliga.info

Deutsche Gesellschaft zur Bekämpfung von Fettstoffwechselstörungen (Lipid-Liga)
Waldklausenweg 20
81377 München
Tel. 089/7191001
Fax 089/7142687
www.lipid-liga.de

Deutsche Liga zur Bekämpfung von Gefäßerkrankungen e. V.
Postfach 4038
69254 Malsch bei Heidelberg
Tel. 07253/26228
Fax 07253/278160
www.deutsche-gefaessliga.de

NDR-Fernsehen Redaktion Medizin/Visite
Hugh-Greene-Weg 1
22529 Hamburg
Tel. 040/4156-0
Fax 040/41567459
www.ndr.de/visite

10 Autoreninfo

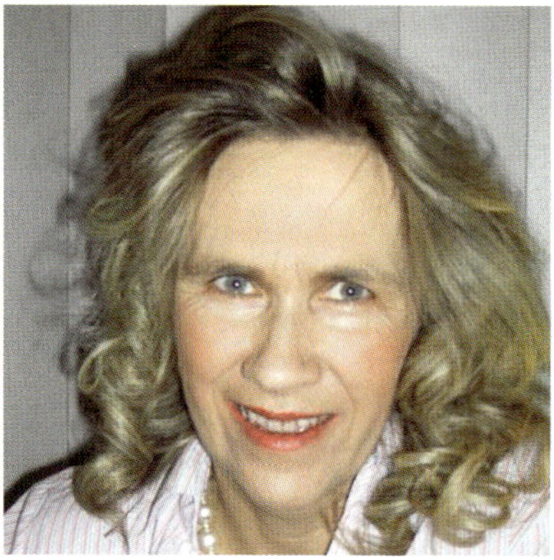

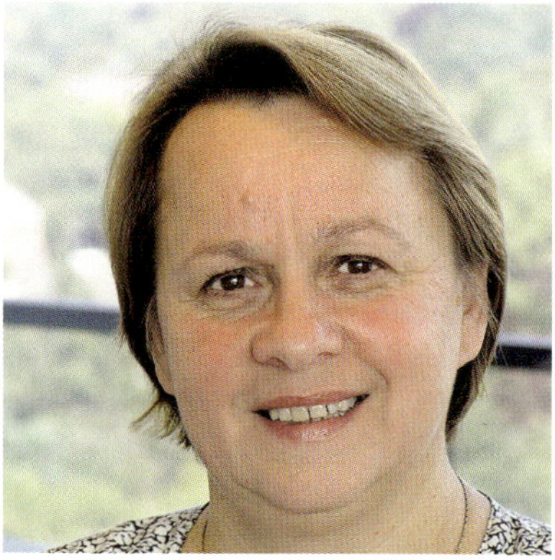

Cornelia Fischer-Börold volontierte nach dem Abitur im Wissenschaftsverlag Volk und Gesundheit und studierte dann an der Humboldt-Universität Berlin Psychologie, Germanistik und Kulturwissenschaften. Sie arbeitet als Medizin- und Wissenschaftsjournalistin im In- und Ausland und ist langjährige Autorin der Fernsehsendung Visite.

In ihren Texten und Filmen berichtet sie über neue und aktuelle Ansätze in Medizin und Wissenschaft sowie über modernste Diagnose- und Therapieverfahren. Ihr besonderes Interesse gilt jenen Menschen, die gemeinsam mit Ärzten den Kampf gegen oft schwere Krankheiten aufnehmen.

Siglind Zettl absolvierte nach dem Abitur ein Volontariat in einer Wissenschaftsredaktion beim Deutschen Fernsehfunk in Berlin. Anschließend studierte sie Journalistik an der Universität Leipzig. Die Diplomjournalistin arbeitete viele Jahre als Autorin von medizinischen Fernsehbeiträgen, als Redakteurin und Leiterin der Sendereihe Visite in Rostock.

1999 wechselte sie nach Hamburg.

Die Medizinjournalistin leitet die Redaktion Medizin beim NDR-Fernsehen und ist verantwortlich für das wöchentliche Gesundheitsmagazin Visite.

Register

Hilfe für Betroffene und Angehörige

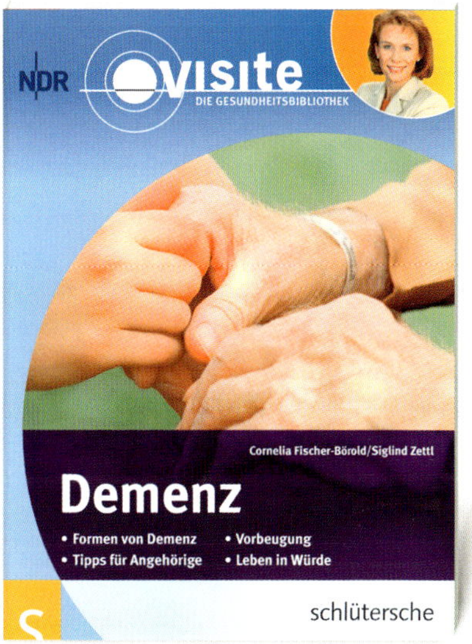

Cornelia Fischer-Börold • Siglind Zettl

Demenz

Visite – Die Gesundheitsbibliothek

2006. 128 Seiten,
58 Abbildungen,
15,5 x 21,0 cm, kartoniert
ISBN 3-89993-520-9
€ 12,90/sFr 21,90

Dieses Buch informiert über die verschiedenen Formen der Erkrankung und die großen Fortschritte in der Diagnostik. Die Autorinnen erläutern die Risiken und geben Tipps zur Prävention. Sie stellen neue Möglichkeiten bei der Versorgung und Therapie vor. Angehörige erhalten eine umfassende Beratung.

- Formen von Demenz
- Wer ist gefährdet?
- Demenz vorbeugen
- Wie kann man Demenz erkennen?
- Kann man Demenz heilen?
- Hilfe bei Demenz
- Wie sollen sich Angehörige verhalten?
- Pflegemöglichkeiten bei Demenz

Stand Juni 2006. Änderungen vorbehalten.

schlütersche